〈死〉の臨床学

超高齢社会における「生と死」

村上陽一郎

新曜社

〈死〉の臨床学——超高齢社会における「生と死」＊目次

装幀――加藤光太郎

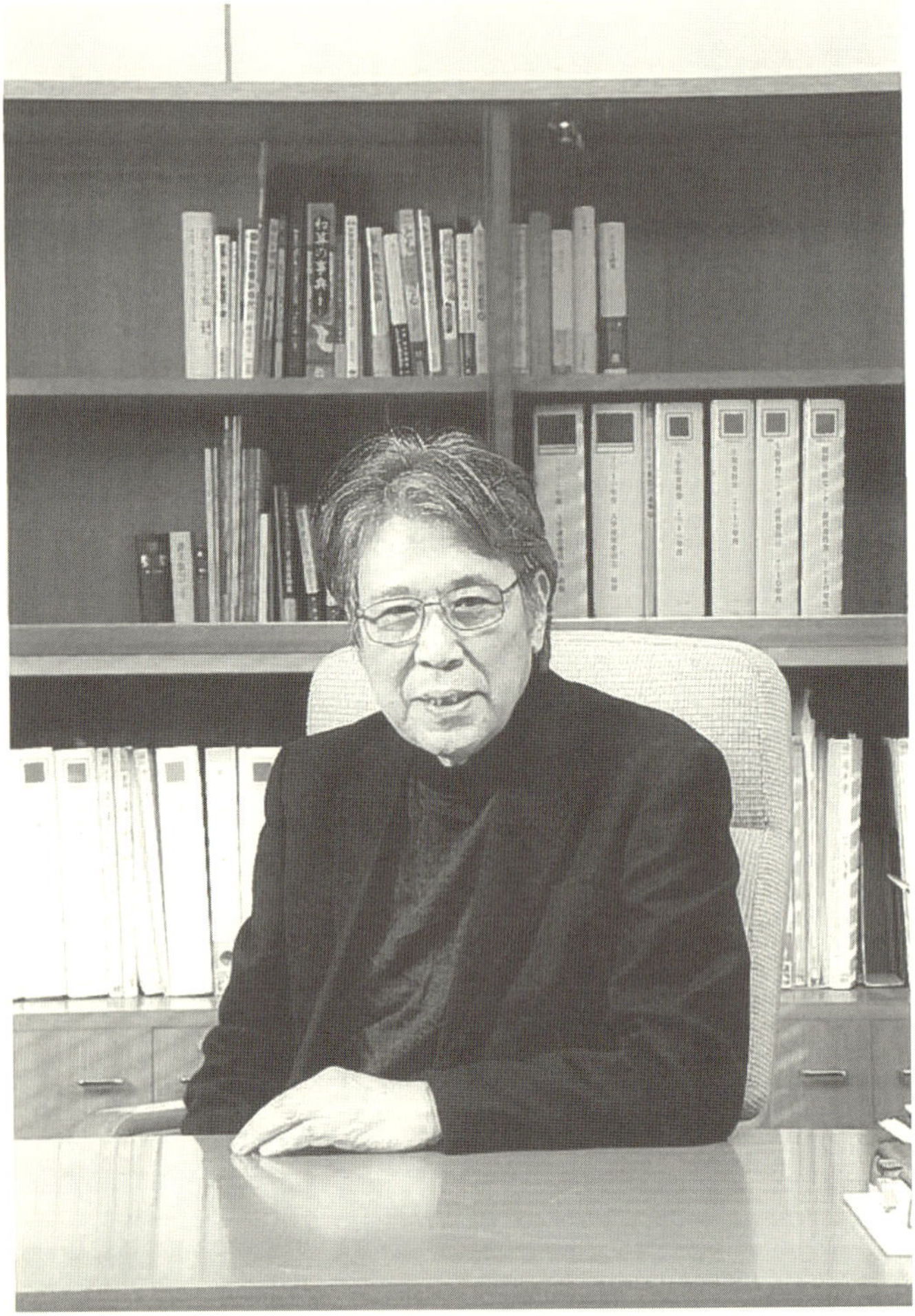

著者近影

序章
日本の医療——純個人的な体験記

戦争直後

最初に、この章では、やや異例にわたるが、医療に関する私事を洗いざらい報告することをお許し願いたい。自分の健康問題を公けに喧伝することは、本来慎みある人間のなすべきでないのは、十分承知しているつもりだが、私が医師の家に育ったということに、多少特殊事情があるにせよ、この報告は、戦後の日本の医療に関する、ほぼ標準的な、そして具体性を備えた証言になると考えるからである。

一九三六（昭和十一）年に生まれた私は、数え年の八歳、一九四三年、小学校に入学する。小さな私立小学校だったが、集団検診の制度はしっかり整っていて、身長、体重、胸囲、座高、視力など、成長に関わる基礎的なデータ収集とともに、胸部の聴診、眼、耳鼻咽喉の診察などの項目が、制度化されていた。眼に重点がおかれているのは、今でも水泳教室などの準備や後始末で結膜炎が問題になることがあるから、不思議はないかもしれないが、当時は一般にトラホームが蔓延しており、厄介な病気として恐れられていたからである。田舎へいけば、目のただれた人、膿を流している人によく出会ったものであった。

私はその頃の学童にありがちな、扁桃腺肥大を常に指摘され、確か一度は耳鼻科の専門医に連れて行かれて、摘出手術の可否を検討された覚えがあるが、結局は特段の手立ても打たないまま、その後戦後の貧しい小学校、中学校時代には、幸いにも重い病気にもかかからずに成長した。今では、よほどのことがない限り、扁桃の摘出手術はしないとされているから、結果的に見れば、正しい処置（というか、無処置）であったのだろう。当然小さな病気、風邪や腹下しはいつものことだったが、それらは医師だった父親の処方や治療で済ませていた。

ただ、当時は、裸足で土の上を走り回ることも多く、何かというと大小の切り傷を負い、あるいは虫に刺されたりして、栄養状態の偏りもあったのか、その跡がすぐに化膿した。一般家庭用の消毒薬と言えば、ヨードチンキかマーキュロクロームが定番で、ヨードチンキは、殺菌力の信頼性は高かったが、傷口にひどく沁みて痛む。塗布による組織のダメージも大きい。それもあってか、よりマイルドな、真っ赤に色づけられたマーキュロが、より一般的だった。父親の戸棚には、リバノール（黄色の、刺激性の少ない消毒薬、物質名はアクリノール）液と「ボチ」（医師の家としての我が家のなかではごく普通に使われていた言葉だが、一般には馴染みのない言葉だろう、ドイツ語の〈Borzingsalbe〉に由来する用語で、ホウ酸亜鉛華軟膏、あるいはそれを染みこませた一種の貼り薬のこと）とが常備されていた。リバノール液に浸したガーゼを傷口に当て、さらに油紙を置いた上で、包帯をする。いよいよ化膿すれば、排膿が容易なように、中心に十文字に刻みを入れたボチの貼り薬を貼り、膿を吸収するためのガーゼを乗せて包帯をする。その頃の私の写真は、特に夏場はほとんどいつも、手足のどこかに包帯を巻いた姿で写っている。ガーゼの交換が遅れると、ガーゼは膿やリンパ液が固まって、傷口に固着し、剝がれなくなる。無理に剝がすと、当然痛むし、折角新生しかかっていた上皮まで、だめにしてしまう。その際はオキシフル（過酸化水素水＝刺激性の少ない消毒剤）の溶液を脱脂綿に浸し、ガーゼの上から叩くように湿らせてやる。盛大に泡が立つが、暫くするとガーゼは剝がれ易くなる。こんなことを繰り返していた。

　やがて、占領軍からの放出もあったのだろうが、先ずはダイアジンが、皮膚の化膿を防ぐ抗菌剤として出回るようになった。米軍の兵士が背嚢のなかに常備する携行品のなかには、必ずダイアジンがあって、負傷すると自分で傷口にそれを振りかけて、包帯をするよう訓練されていた、と聞いたことがある。やがてサルファ剤系の服《の》み薬（商品名サルゾール）が普及し、父は好んで私たちに処方した。

　ちょうど欧米で開発から実用化へと進んでいたペニシリン（日本でも、すでに戦中に軍の指導で、「碧素」と名付けられて開発途上だったが、残念ながら、戦後米軍を通じて入ってきたアメリカ製に比べて、力価《りきか》は極めて低かった）は、肺炎に罹患したイギリスの首相チャーチルの生命を救った、という話が日本にまで聞こえていたし、感染症全般に著効があると伝えられて、占領軍兵士などが闇市場に流すものが、一バイアル一万円（当時のお金で）もしていたから、おいそれと手に入るはずはなかった。

因みにバイアル〈英語の〈vial〉で、語源はギリシャ語、ラテン語の〈phiale〉、一般的には「香水などを入れる小瓶」の意〉というのは、成分の溶け出しにくい特殊なガラスを使った小瓶で、蓋は金属冠を被せたゴムであり、医薬品の結晶を収蔵している。注射薬として使用の際は、針を装着した注射筒に先ず溶剤を吸い込ませ、バイアルの金属冠の先端部を外してゴムを露出させた上で、針を刺し、溶剤を瓶内に送り込む。そのまま瓶を振って結晶をよく溶かし、今度は注射筒に溶液となった薬剤を吸い上げる、という仕組みになっている。かつて注射液はアンプル〈もとはフランス語の〈ampoule〉で、「膨らんだ」という意味の語感から、本来は「水ぶくれ」や、腸管の膨らんだ部分などを指す言葉だった。*今では注射液を入れるアンプルのほか「電球」や「真空管」などの管球の意味でも使われる語、日本では恐らくは明治時代に、ドイツ語としての〈Ampulle〉から入ったものと思われる〉と呼ばれる細いガラス容器に収められているのが普通で、ガラス容器の頸部にあるくびれの部分に、ハート型の小さなやすりを当てて傷をつけ、割って、薬液を注射筒に吸い込むのであった。

勿論現在でも両方が使われているが、アンプルは一回ごとに内容を使い切らねばならないが、バイアルは、ある程度の時間、内容を保存して、数回に分けて使うことも可能、という利点がある。私がバイアルを初めて見たのは、戦後直ぐのレダリー社のペニシリンであった〈後述)。

＊ヨーロッパの歴史のなかでは、殉教者を埋葬するに当たって、遺体から血液をとりだし、それを容器に収めて、別途葬るという習慣があり、その際に使われる容器を、この言葉で呼んだ、という。

話を戻すと、サルファ剤は、怪我による化膿にも、子供がよく罹る気管支炎などの上気道の感染症にも、実際良く効いたのである。初回倍量、血中濃度がすぐ下がるので、以後四時間おきに服用という厳格な服薬スキームを未だに覚えている。当時は、カプセルなどというしゃれたものは稀で、錠剤よりも散剤（粉薬）が多かった。自宅には、医家だから当然かもしれないが、薬用天秤があり、ミリグラムまで計れる分銅があったから、与えられた散剤を自分で分包する（一回服用分ずつに分けて薬包紙に包む）ことも、小学校高学年ですでに慣れていた。薬包紙の特殊な包み方も自然に覚えた。その包み方をすると、一包に次の一包を潜り込ませる、という方法で六包くらいは簡単に一連のコンパクトな塊として保存することができるのである。

高校生になったころだと記憶するが、風邪気味で例によってサルゾールを服用した数日後、背中にかゆみを覚え、見てもらうと、五センチ四方くらいに皮膚が黒ずみ、荒れた状態になっている。結局その後サルファ剤を服む度に、その部分に灼熱感や掻痒感が生じることが判って、副作用の一種のアレルギー反応による固定疹であると診断され、以後サルファ剤は私には禁忌となった。

脱線するが、小学生当時、家庭に医家向けの薬のパンフレットなどがあって、「加答児」とか「亜急性」などの言葉遣いを覚えた。前者は、今では難読漢字辞典などに収録されているようだが、「カタル」と読む。つまり鼻や喉の粘膜に起こる、炎症性の病変を表す言葉〈独語では〈Katarrh〉、英語でも〈catarrh〉〉の音訳である。後者は、病気の進行度に関して、最も急速と判断される「急性」に次ぐものの意味である。「亜」には「副」とか「〜に次ぐ」という意味があることは「亜種」、「亜熱帯」などの言葉遣いから判るだろう。もっとも、その後英語を学んだとき、「急性」を〈acute〉ということから、「亜急性」も、〈acute〉の音訳で、本来は「急性」を表すのかと、暫くは勝手に誤解をしていた。拘って英語では「亜急性」を何と言うか調べたところ、〈subacute〉と判って、なるほどと納得したことを思い出す。小さなことだが、言葉に拘ると、意外に面白い経験をするものである。

抗生物質の普及

ほとんど同じ頃、ペニシリン（メチシリン系）が一般にも出回り始めた。今思うととても不思議なことに、当時暫くは、医師の処方箋がなくとも、薬局でＯＴＣ薬*としてペニシリンを買うことができたのである。日本で開発途上であったものは、先述のように、力価が極端に劣っていたために、占領軍が持ち込むものと勝負にならず、GHQ（占領軍総司令部）は国際特許を外して、日本の製薬会社がペニシリン製造を自由にできるよう、強く政策誘導したのである。OTC薬としての普及はその結果であったのだろう。占領軍の兵士たちは、上陸に際して必ずペニシリンを打ってもらっていた（悪所への出入りに当たっての予防措置）という話も伝わっている。父親が開いていたおよそ目立たぬ小さな医院にさえ（いや、だからこそ、だったのかもしれないが）、衛生部からくすねてきたと思われるレダリー社のペニシリンのバイアルを持参し、注射を依頼するGI（米軍兵士）もいた。部隊で定められた定期検診の前に治しておきたい疾患があったのだろう。もっとも、東大法学部教授であった尾高朝雄が、歯科治療の際のペニシリンによるアナフラキシー反応で、ショック死する（一九五六年）という有名な事件もあった。

＊OTC〈Over the Counter〉の略語　薬局のカウンター越しに、薬剤師と対面で（医師の処方箋なしで）買うことができる医薬品のこと。市販薬とも言われる。要処方薬が市販薬として解禁された場合には〈Switch OTC〉と呼ばれる。

他の抗生物質も、徐々に普及し始めた。ストレプトマイシン（SM＝アミノグリコシド系）、クロロマイセチン（クロラムフェニコールの商品名）、オーレオマイシン（クロルテトラサイクリンの商品名）などが、利用可能になり始めたのである。なかでも「クロマイ」

（クロロマイセチンの略称）は、経口的な使用ができたので、便利に使われることになった。また、日本で梅澤濱夫（一九一四〜一九八六）の手で開発されたカナマイシン（アミノグリコシド系）も、ＳＭなどが耐性菌の発生の結果効き難くなった場合の、抗結核剤の第二次の選択肢として、世界的に注目を集めた。

いずれも、かなりな副作用のある薬品だが、化膿という現象が、現時ほとんど見られなくなった背景には、こうした抗菌剤の開発が貢献していることは間違いがない。例えば、術前・術後に、こうした抗菌薬を処方することは、現在ではほとんど必須の処置の一つになっている。もっとも当時の私は、父に「クロマイ」を処方された記憶はあるが、それ以外の抗生物質は、高価だったせいもあるかもしれないが、ほとんど使ってもらったことはなかった。

現在は、抗生物質と細菌との間の、いたちごっこの感のある状態が続いている。というのも、抗生物質の濫用が、耐性菌の出現を促し、それに対抗して、新しい抗菌剤の開発、さらなる耐性菌の出現、という因果連鎖に終わりがないからである。ある面から見れば、新しい抗生物質を開発・使用すればするほど、これまで自然界に存在しなかった新しいタイプの病原体を、人為的に次々に作り出していることになり、いつの日か「バイオ・モンスター」とでも言うべき、人類の手に負えないような、悪質な新種の病原体を生み出さないとも限らない状況にあることは、留意しなければならない。ＭＲＳＡ（二四頁注参照）の出現（後述）

は、その先駆と言ってもよいだろう。

死病からの生還――昭和三十年代初め

さて、私の身の上に変化がおきたのは、高校二年の秋の集団検診であった。集団検診だから、X線間接撮影（シャウカステン*にかけて、診られるような大型のフィルムに焼き付ける方法ではなく、通常の三五ミリ・フィルムに近い小型の映像の撮影技術）であったが、その結果、所見があるから過激な運動は慎むように、という注意があったのである。父親のつてで、少し大きな規模の病院の呼吸器科で、通常のX線検査を続けて受けたが、その段階では要観察という判断で、治療という話にはならなかった。

*ドイツ語の〈Schaukasten〉。一般には商品の「陳列棚」つまり「ショーケース」を指すが、医療では、後ろから光を当てた蛍光板にX線撮影フィルムを載せて、見易くするための装置を言う。

今なら、この発病は、一種の社会問題になるはずだ。例えば、私が東洋英和女学院大学の学長に就任した年（二〇一〇年）、学生の一人が軽度な肺結核を発症した。直ちに保健所に報告、保健所の指導で、当該学生は、隔離病棟に入院、感染源の探索も含めて、学生が所属したゼミナールや部活動の教員、学生、職員たちがどれだけの時間、当該の学生と接触したか、そのデータを丹念に洗い出す作業があり、その接触濃度に応じて、各人に厳重な健康診断、ワクチンの接種が行われると同時に、全学生を対象に、保健所の係員が、説明の機会を作るなど、暫くの間は文字通り一つの社会問題になった。全ては感染症法*という法律に基づく一連の手続きであった。この学生が、短期間で完全治癒して何事もなく復学したのは、現代医学の勝利とも言えるだろう。

*かつては伝染病予防法、性病予防法、エイズ予防法、結核予防法などが、個別に法制化されていたが、前世紀末、最終的に一括整備されて、現在の形になった。正式の法律名は長いが、普通は「感染症法」で通用している。

話を戻そう。翌年つまり私が高校三年の、暮れも押し詰まった十二月三十日に父の急逝にあい、年明けてすぐの受験はとても対応できる状態ではなく、見事に浪人、その上主を失った家計をどうするかに追われて、慌ただしい日々を過ごすなかで、ようやくの思いで次の健康診断に及んだときには、病勢は楽観を許さない状況になっていた。医師は、鎖骨下に隠れた病巣には、断層撮影なども使って確かめたが、幸い浸潤箇所は幾つかあるものの、しっかりした空洞形成までには至らず、繰り返し行われた喀痰検査でも排菌はなく、従ってG－O（ガフキー・ゼロ）*ではあった。つまりさしあたって、家族を含めて、周囲の人々を感染させる恐れはなかったと言える。

*ガフキー号数というのは、十九世紀の細菌学者ガフキー（G. T. A. Gaffky）の方法から名付けられ

た、喀痰をプレパラートに塗布した上で検鏡する検査で、顕微鏡視野内にどの程度の密度で菌が見つかるか、という度合を0から10までの数字で示したものであった。なお現在は、あまり細かに区分しても、実質上意味が薄いので、「－、±、1、2、3」号という、少し粗目の区分が用いられている。G－0は〈－〉に当たる。

ところで当時は、肺結核の治療法としては、三大療法と言われた、転地（空気）、安静、栄養が主で、どれも実質的な「加療」には当たらないものであった。この「療法」を象徴するのが「サナトリウム」*であった。これに加えてより積極的治療は、本格的な病巣部の肺を切除する手術を除けば、人工気胸術と胸郭成形術というのがあった。

*〈sanatorium〉ラテン語の「治す」という意味の〈sanare〉に由来する言葉で、十九世紀ヨーロッパで制度化された。長期の療養、あるいは病院とは異なった環境を治癒期にある患者に提供する趣意を持つ施設で、入所者は、山地や海浜の清澄な大気に恵まれ、安静と栄養をとるべく、緩やかな医療的管理の下で集団生活を送る。ただ実質的には、結核患者専用の療養施設として機能していた。

気胸術というのは、胸膜の間に強制的に空気を送り込んで、病巣部を圧迫して好転を期待する、という方法で、比較的侵襲度は低いが、今では、むしろたまに起こる自然気胸が、治療や手術の対象になるほどであり、決して望ましい方法とは言えなかった。胸郭成形術というのは、かなりな程度の侵襲を伴うもので、肺尖部を引きはがして、圧迫し患部を潰す方法であった。

亡父の親友だった医師の紹介で、どう処置すべきか、X線写真を抱えて、外科医、内科医の専門家と言われる何人かの方々の門を叩いた。外科医の判断は気胸でも胸郭成形でもない本格的な手術がよかろうという判断であった。ただ当時手術には二通りの意味があって、一つは、肺の患部を切除するというもの、他の一つは、俗称「ピンポン球」と言われたものを使う「プラスティック充塡術」と言われる方法だった。後者は、戦後急激に使われ始めた方法で、小さなプラスティックの球を、ちょうど気胸の場合に近い方法で患部付近に埋め込むことで、いわば患部を潰してしまう、というものだった。どちらにせよ、肋骨を切り取る大きな侵襲を伴う手術になるはずであった。因みに、プラスティック充塡術を受けた患者の中には、確かに結核からは回復したが、その後癒着などで思わぬ障害に悩む事例が報告されているという。今では全く過去のものになっている。

話を戻すと、外科的な方法抜きでやってみよう、と言ってくれたFという結核専門の内科医に出会ったときには、正直のところ地獄に仏の思いだった。そして私は、結果的に、戦後の結核治療の定番となった「三者併用」法適用患者の、おそらくは最初の世代の一人になった。というのも、例えばちょうど一世代上の作家、故藤沢周平氏は、上肺切除という極めて侵襲度の高い外科的な処置を受けられている。無論病状の比較ができない以上、即断はできないにしても、あるいは藤沢氏も、もう少し遅く生まれておられれば、内科的な処置だけでの治癒に恵まれたのかもしれなかった。

定番となった三者併用

一九五六（昭和三十一）年から始まった療法、三者併用法とは、ストレプトマイシン（SM＝一九四四年アメリカで開発）の筋肉内注射、パスとヒドラジドの服用という方法であった。パスはパラアミノサリチル酸の略称で、一九四三年にスウェーデンで開発された、優れた抗結核薬だが、胃腸障害を引き起こし易い物質だった。開発の途次、カルシウムと結合させる方法が見つかって、副作用の軽減に成功したために、爆発的に使われるようになった。通称ヒドラジドはアイナー（INAM＝イソニコチン酸ヒドラジドの頭文字語）あるいはイソニアジドとも呼ばれ、やや後発（医薬品としての歴史はかなり長いが、実用化の当初は抗鬱剤として使用されており、一九五一年に初めて結核菌に有効と判断され、日本では翌年から販売が開始された）の抗結核剤で、菌への耐性誘導が早いので、単独では使われず、他の抗結核薬と併用することで、効果を高める目的で使われたものである。

約二年半、月一回のX線撮影、血沈（赤血球沈降速度）などの検査をしながら、この療法を長期に続けた結果、二十一歳の夏に、以後は経過観察にとどめましょう、と医師が言ってくれた時の解放感は、今でも忘れられない。因みに「血沈」とは、今では他の検査値の陰に隠れて、ほとんど問題にされないが、採取した血液を試薬に混ぜて、細いガラス管に入れて立てる、そこで赤血球が沈んで行く速度を一時間、二時間の経過時間で計るもので、結核（ばかりではないが）の病状を測る指標として、当時は非常に重視されていた。シューブ*が起こったりすると、赤血球の沈降速度は顕著に亢進するのである。

＊ドイツ語の〈Schub〉で、もとの意味は、「突き」あるいは「押し」、そこからロケットの「推力」などにも使われるが、医療では、これといってはっきりした原因も見当たらないのに、病勢が発作的に増悪することを指す。

なお加療が終わるまでのＳＭの使用量は二百単位を超えたことになる。ＳＭの副作用として、最も顕著なのは聴覚障害である（「ストマイつんぼ」などという言葉も生まれた＝歴史的事実なので、使用を許されたい）が、背に腹は代えられず、かなり長期の使用になった。今、気にすれば常に耳鳴りはしているし、特に高齢になってからは、高い周波数に顕著な難聴が現れているが、幸いなことに真に深刻な障害は発生しなかった。現在まで、一年一回は肺のX線写真（ときには断層撮影も含めて）を撮り続けてきたが、鎖骨下などに石灰化像が残るだけで、再発の懸念はごく少ない状態に終始してきた。しかし、考えてみると、このようにして生涯を通じて、浴び続けた放射線量の累計は、個々には低レヴェルとはいえ、相当な量になる。

こうして私は、「死病」と恐れられた結核から、内科的な治療だけで生還することができた、おそらく最初の世代に属する人間となった。その意味で、現代医療に私が負っているものは極めて大きい。それでも、当時私は今の歳（八十一歳）まで生きるなどとは、思ってもみなかったのは確かである。

現代医療との関わり——家族の場合

父親は前述のように、私が高校三年だった一九五四（昭和二十九）年暮れに急逝し、家族は母と三歳上の姉の三人になった。忽ち襲った経済的困窮に関しては、ここでの話題ではないから、書かないが、一九〇四（明治三十七）年生まれ、二〇一一年に百六歳で亡くなった母は、高齢になってから、何回か入院して、現代医療のお世話になっている。最初は八十歳代の半ばのころ、小鼓のお稽古先の階段で転びかけ、慌てて突いた肘関節の部分を複雑骨折した。K大学病院の整形外科に入院、金属ボルトを使って、修復処置を講じ、その手術自体は取り立てて問題はなく、二ヶ月ほどで退院となった。

ただ、この入院に際して気付いたことの一つは、病室内にある洗面・手洗いのコーナーの設計上の無神経さである。病室とコーナーとの間には高さ一三〇ミリメートルを超える頑丈な敷居があったのだ。点滴用のスタンドを引きながら、手洗いに自力で行こうと思っても、この敷居をスタンドとともに自ら越えるのは、大変な努力が必要だった。そのころの母はまだ元気だったのと、患部が片腕だったので、ぼやきながらも、足で歩いて何とかこなしていたが、脚の怪我で車いすを使っている場合には、およそ自力での行動は不可能になるはずであった。コーナーが水回りの問題を抱える場所なので、病室の方に水が流れ込むのを防ぐという、管理上の問題を優先した結果なのだろうが、患者の立場からすれば、ナンセンスと言うしかない。

この一事を見ても、この当時の病院設計は、患者の生活上のアメニティに関しては、ほとんど配慮されていないことが判るだろう。

さらに言えば、廊下の壁に沿って、手すりが設けられているのは当然のこととして、しかし、壁際には、予備のベッドだの、得体の知れないものを乗せた移動テーブルなどが、あちこちに置き去りになっていて、結局手すりは実質上役に立たない状態だったことも、気になった。

このとき、もう一つ問題が起こった。母が退院して、経過観察期に入った数日後、自宅で何かの弾みで、固定したボルトの頭が、皮膚を破って、外に出てしまった。急遽再び病院外来で処置を請うたが、主治医の教授は、見るなり「おう、出ちゃったか」と言って、そのまま指で押し込み、看護婦に固定の包帯を巻かせたのである。その間、自身の手指の消毒もなければ、患部の消毒もなく、化膿止めとして、抗生物質の服用が指示されたのみであった。立ち会っていた私が、「あっ」と思ったときには、すべては終わっていた。果たして、母は以後MRSA*による院内感染（と病院側も認めたが、隔離用の特別室をあてがってくれた以上に、特段の計らいはなかった）で、二ヶ月近く再入院を余儀なくされたのである。二ヶ月ほどで入院が済んだのは、むしろ僥倖と言うべきであった。この大学病院でお世話になるつもりは、以後私にはなくなった。

*メチシリン系耐性黄色ブドウ状球菌の略で、名前の通りメチシリン（つまりペニシリン）系の抗菌剤一般に耐性を獲得してしまった菌によるために、治療が非常に難しい感染症である。特に高齢者には、日和見感染を起こし易いこともあり、病院内で患者の拡大が頻発したため、一九九〇年代に社会問題にもなった。

母の骨折

その母は、八十歳代と九十歳代の二回、自宅で尻餅を突いて、大腿骨頸部骨折を繰り返すことになった。一回目のとき、手術の前に牽引を数日しなければならなかったことが、相当応えたらしい。確かに、ほとんど身動きもできない状態で、脚を空中に吊り下げられているのは、青壮年の人間でも、かなり辛いことのように思われた。

しかし、問題は手術の後にきた。自宅から近い整形外科専門の中規模の病院だったが、完全看護の建前から、家族は夜十時の消灯とともに帰らなければならない。しかし、夜分十二分な看護師の手当ができない状況のなかで、就眠時に、恐らくは軽いものだったのだろうが、誘眠剤を処方されていたのである。

夜分のナースコールを減らす処置としては、合理的には違いないかもしれないが、後で考えると、これが母には非常に良くない影響を与えたのである。次第に被害妄想が深刻になり、こんなところにいたら殺される、とか、見知らぬ人が病室に入ってきて、枕の下のお金を強奪する、などと訴えるようになった。

朝の四時ころ、病院から電話で、私たちでは手に負えないから至急家族の方来て下さい、などの依頼が頻繁にあるようになった。そういうときには、駆けつけた姉や私が誰だか判らず、宥めようと肩に手を置いたりすると、激しくひっぱたかれる、などということも起こった。正直なところ、この頃は、母の精神は壊れたのだ、と覚悟を決めたものだった。まだ認知症などという言葉も、実態も、一般化されていない頃のことである。しかし、一ヶ月以上の入院を経て、自宅に戻り、一緒に暮らしている間に、状況は少しずつ改善された。三ヶ月後には、精神は完全に通常の状態に戻ったので、初めて、あの心理的混乱は誘眠剤のせいであった、と思い当たったのである。

二度目の骨折のときは、病院側に強くお願いして、夜分の泊まり込みを特別に許して貰い、ヘルパーさん、姉、私が交代で夜の介護をすることで、術後の経過も良く、リハビリにも熱心で、三週間足らずで何事もなく退院することができた。一つ面白い、というか、微笑ましいと思ったのは、二回の入院を通じて、リハビリを担当してくれる理学療法士の方が、若くて、見栄えの良い男性だと、リハビリに励む意欲が高まるように思えたことだ。ただ、この二回目の入院以降、部屋の内外での行動は車いすに頼らざるを得なくなった。

超高齢者の開腹手術

母はその後もう一度、病院のお世話になる。百二歳の誕生日前だったと思うが、当時二十四時間いつでも往診を辞さない、という有り難い家庭医にお任せできた幸運を幸いに、ヘルパーさんには身の回りの助けをお願いして、私は仕事で飛び回っていたが、たまたま広島に出張中、ヘルパーさんから緊急の連絡が入った。昨夜から母に嘔吐があり、腹痛を訴えるという。家庭医はイレウス（腸閉塞）を疑って入院を勧めるが、どうしたらよいでしょう、という連絡であった。

家庭医に電話をかけると、イレウスに間違いないと思う、とのことで、例の大学病院を紹介しましょうか、との返事、咄嗟のことで、大いに迷った。これが癌などであれば、年齢を考えて、入院・手術以外の選択肢もあり得るだろうが、イレウスとなれば、放置すれば苦しみ死にするだけであろう。とすれば、即刻手術をお願いしようと心に決めて、例の大学病院は敬遠し、比較的近間で、評判も悪くない中規模の総合病院に入院の手続きを進めて貰うことにし、飛行機の便を探して急ぎ帰京した。

病院に飛び込んでみると、すでに母は手術室に運ばれていて、まさに執刀を待つ状態にあった。ところが、手術室付きの看護師さんが、手を洗って白衣、帽子を着けて、手術室に入って下さい、と言う。室内ですべてを見届けてほしい、との依頼である。さすがに超高齢者の全身麻酔による手術、途中で何が起こってもおかしくないから、せめて家族に立ち会っていて貰おう、という判断があったのだろう。結局三時間ほどの間、私は肉親の開腹手術を初めから終わりまで見届けることになった。

終わり近く、たっぷりの量の微温湯（抗生物質が含まれている）を使って、手術の終わった腹腔内を洗滌する様《さま》（洗滌効果だけではなく、人手で荒らされた腸の状態を、温水の力で元通りに近い形に整復する効果もあるらしい）などは、実際に立ち会って見なければ決して判らないことだったし、その後切り取った一〇〇ミリメートル長ほどの腸を開いて、ピンで留めた標本を見せて戴いたのも、内部の黒ずんだ壊死の状態を知る上でも、勉強になった。

この時は僅か二週間で退院し、全く問題は生じなかった。

なお、母の精神状態について一言しておこう。結局百六歳の生涯を全うするまで、完全な認知症〈欧語ではラテン語源の〈dementia〉が使われる、「精神が常軌から外れる」というような原意である、今日本では「統合失調症」と呼ぶことになっている「精神分裂病」は、欧語で今は〈schizophrenia〉と言われるが、その前には「早発性」を意味する〈praecox〉を〈dementia〉に付して使っていたために、日本語では「早発性痴呆」と訳されていた〉にはならずに済んでいたように思う。勿論専門医の診断を仰いだわけではなく、素人判断に過ぎないが。もっとも、すでに述べたように、室内、室外とも最後の十年ほどは車いすの生活で、行動の自由はそれなりに制限されていたから、「徘徊」などにいたらなかったのは、そうした外的要因からだったのだ、という解釈も成り立つかもしれない。ただ、もちろん年齢並みと思われる「呆け」は生じたが、最後まで、精神は、清明な状態と、やや混乱した状態とがモザイクに現れる（いわゆる「まだら呆け」）程度で済んでいた。混乱した状態のときは、私を、子供のころ最もかわいがってくれた次兄と取り違えるなど、時間の混乱が目立った。最初のうちは「ちいにいさんは、もう亡くなっている。葬式にも出たじゃないか」などと、訂正しようと努力もしたが、そういう努力は何の役にも立たないばかりか、お互いに心を消耗し合うだけと悟ってからは、「ちいにいさん」になりきるように心がけることにした。ただ、子供の頃の細かな話をされても、こちらは一切知るわけがなく、ただ相づちをうつだけなのが切なかった。

もう一つの手術

実は、私の肉親の手術への立ち会いは、これが最初ではなかった。これより先、一九九八年に姉にS字結腸癌が見つかり、手術をすることになった。私は付き添いとして、手術室の外の廊下で待っていたが、始まって四十分ほどしたころ、部屋の扉が開いて、看護師さんが、やはり手を洗って白衣を着て、帽子を被って、中に入って下さい、と言う。入ってみると、術部は開かれたままで、執刀医は、前立ちの助手の方と二人だったが、ごらんの通り、癌は大動脈を取り囲むように増殖しており、引き剝がせ、と言われればやりますが、大出血を起こすリスクが高いので、どうしましょうか、と私に問いかける。ごらんの通り、と言われても、素人の悲しさ、癌組織とおぼしきものは確認できたが、それがどこまで広がり、どこからは健全な組織なのか、までは、とても判らない。その上、その状態での剝離・切除の作業がどれほどのリスクを伴うのかも、当然術者の技術の程度にもよるだろうし、その場ではイメージさえできない。

これが、もっとも厳しい形でのインフォームド・コンセントだな、と頭では理解しつつも、どうしましょうか、と尋ねられて、直ぐに決断ができる訳がない。混乱するなかで、切除手術をしなかった場合はどうなるか、をとりあえず確かめる位の思案はできた。その場合は、腫瘍に対しては何もしないで（おそらく、メスを入れることで、癌組織がより活性化する可能性があり、部分切除は利よりも害が大きい、との判断なのだろう）、ストーマ（人工肛門）を付けることで、暫くはしのげるだろう、との返事である。「暫く」とはどのくらいか、という質問に、医師は口ごもりながらも、数ヶ月から半年くらいと答えてくれた。

腫瘍の剝離・切除に踏み切って、起こった大出血をカヴァーできなければ、そのまま死を迎えることになる。私としては、それだけは避けようと決断せざるを得なかった。今でも、その決断が姉にとって正しかったかどうか、正直のところ私には判らないのである。幸いと言うべきか、姉はその後医師の予後よりも倍以上、つまり一年数ヶ月の余命を繋ぐことができたのだが、ストーマを伴った生活というのは、いわゆるＱＯＬという点で、決して快いものではなかったはずだ。事後に姉とこの点で話し合ったことはないが、こういう手術中のインフォームド・コンセントは、結局は本人の主観や意志の及ばないところで行われるほかない、と当たり前のことだが、痛感させられる経験であった。

結核から生還した後の私と医療との関わりはどうなったか。暫くはその記述を重ねてみたい。

小学生時代から、私の世代の多くの少年たちを虜にしていた野球は、中学生のとき出会った先生の手ほどきで、結構鋭いカーヴが投げられるようになっていたし、中学生の終わり頃に目覚めた山登りの面白さは高校時代に引き継がれた。多少背が高かったこともあって、高校に入るとバスケットボール（といっても、今のバスケットとは、とても同じ競技とは思えないほど、ルールも習慣も違っていて、当時はフォワード、センター、ガードの役割がほぼ固定され、三点シュートもなければ、時間ルール〔3、5、8、24秒ルール〕なども一切なかったが）に誘われて、多少面白さが判りかけたところだった。その上、子供の頃から下手ではなかった声楽を本格的に学ぼうか、という思いもあった。つまり発病したときは、様々な形で身体を使うことに、自分を向かわせていた時期に当たっていたのである。その意味では、発病によってそのすべての道を絶たれた挫折感は大きかった。

以後、スポーツと名のつくものには完全に疎遠になり、常に身体を労りながら過ごすという、退嬰的な状況を続けてきた。家庭を持ったのも、人並みからすれば、随分遅かったのである。つまり「一病息災」という言い方もなるほどと思えるような状況のなかで、重篤な病気からは何とか免れたまま七十歳代を迎える。もっとも、六十歳代の初め、腹痛で家庭医の診察を受け、「アッペ」（虫垂炎）の疑診で手術を勧められたが、翌日出張の上大事な学会での基調講演が予定されていたので、「散らして」貰えないかと頼み込み、抗生物質の服用にとどめたのが、唯一の事件と言えば事件であった。その時は、家庭医が宛名のない医療機関宛に、手紙を書き、持たしてくれた上に、しかじかの症状が現れたら躊躇《ためら》わずにこの手紙をもって医療機関に駆け込め、と指示してくれた。しかし、この時も有り難いことに、この手紙を使うような大事には至らなかった。

その他記すべきこととしては、三十五歳のころに、花粉症と診断されたことだろうか。無論それより前から、二月末になると、風邪に似た症状、特に鼻閉に悩まされていて、学校務めの私は、講義が終わる頃に風邪をひくのは良い教師の証拠ではないか、などと密かに思ったりもしたのだが、世間に「花粉症」という概念が広がり始めた結果、家庭医はいわゆるパッチ・テスト（アレルゲンと思われる物質を幾つか仕込んだものを皮膚に貼って、結果を見る方法）をしてくれて、ハウスダストと杉花粉に、明らかな過敏な反応がみられると言った。対策は、と訊くと、減感作療法というのがある、一年ほど病院に通って、アレルゲンの注射をし続けると、過敏な反応を抑えこむことができる、と言う。とてもその暇はない。とすれば、歳をとれば自然に免疫力は落ちるから、いずれ反応は収まるでしょう、とのこと、以降多少の市販薬の世話にはなったが、言われた通り六十歳代になると、ほとんど問題にならなくなった。免疫力が落ちるのを喜んでばかりもいられないのだが。

因みに、世間が花粉症を騒ぎ立てるようになる以前には、欧米の小説などにも時に現れる〈hay fever〉（「枯草熱」と訳されてきた）は、日本にはないというのが定説であった。一九六四（昭和三十九）年に医師斉藤洋三が、日光周辺に特異的なある種の症状を、スギ花粉をアレルゲンとしたアレルギー症であると特定した論文を発表したことが、結果的には爆発的な花粉症騒動に発展した。病名の特定が、その名のもとに患者を「生み出す」典型的な事例かもしれない。

高齢化に伴って

七十二歳のとき、強烈な右肩凝りと、高熱とに襲われ、家庭医に駆け込み、血液検査の結果、肝機能の異常がはっきり現れた。急遽中規模の病院の専門医の門を叩いた。すでに、CTスキャナーやf－MRIなどの装置が一般化した時代だったので、とりあえず、CTの検査を受ける。結果は胆管閉塞、このままで四十八時間経過していたら死を招いた、という医師の言葉が、事態の深刻さを示していたが、閉塞の原因として最も多い「石」は、胆管内にも胆嚢のなかにも、見当たらないし、次に疑われる、胆管背後の臓器つまり膵臓の腫瘍もないという。結局原因については、医師も首を傾げながら、肝臓保護のための薬の点滴と、胆汁の滞りを改善する薬の服用で切り抜ける方法が選ばれた。幸いこの治療は良く効き、再発もなかったが、右肩から背中にかけて、強い凝りか痛みを感じたら、迷わず医療機関に駆け込んで下さい、という医師のアドヴァイスは、今も生きているはずである。原因が判らない、というのは、不気味なものである。

二年後、家庭医の定時のX線撮影で異変が起こった。と言っても肺の方に問題はなく、ただ大動脈弓*に中程度の拡大が見られる、という指摘があり、循環器専門の病院で、受診することになった。その際初めて全身のMRI検査を経験した。その結果血流の管理のための薬の服用を勧められ、それは今日まで続いている。ちょうどこの頃、高校時代からの親友で、信頼していた医師が、勤務先の大学の教授会を主宰している最中に、大動脈解離で倒れ、そのまま不帰の人になったことは、私にとっても大きな衝撃となった。

*左心室に発した大動脈が上行して、幾つかの支動脈への分岐を経て下行する部分、全体に弓なりの形状なのでこの名がある。

この頃から、世の中ではサプリメントの全盛時代となったが、私は一切使ったことはない。身体的には、もともとあった右眼の乱視がかなり進んだために視力が落ち、矯正でも運転免許の閾値に達しない状態になったために、泣く泣く免許を返納することになったのが七十九歳のとき、結局両目とも手術しなければならない時を迎えている。そして前述のように、ラジオを聴いていて、ヴァイオリンの高音が聞き取れなくなったこと、など、確かに老化の徴は顕著ではあるが、日常の生活に困るようなこともなく、過ごしてきた。

癌の発見

ところが二〇一五（平成二十七）年の四月、突然の尿閉で、家庭医に導尿をお願いしたが、その時のＰＳＡ検査値*は六〇〇代前半という衝撃的な数字を示した。さし当たり家庭医で前立腺肥大を改善するためのホルモン剤の服薬を始めながら、翌々日には癌研有明病院での血液検査を受けた。ＰＳＡは多少下がってはいたものの、五二〇ほど、骨の炎症に関わるＡＬ－Ｐ**の数値も極端に高い（九五六）ことが分かって、生検、骨転移を調べる骨シンチグラフィも同時に行う。

＊ＰＳＡは Prostate Specific Antigen の略語で、「前立腺特異的抗原」の意味である。前立腺癌のみに関わる指標で、正常値は四・〇未満とされる。

＊＊ＡＬ－ＰはAlkaline Phosphatase の略語で、この値の亢進は、通常肝機能の障害の指標とされるが、肝機能に関する他の指標値が正常な場合の可能性の一つが、癌の骨転移である。

生検（バイオプシー）というのは穿刺して患部の少量の組織を取り出し、癌細胞の有無や、その性質を調べる方法である。骨シンチグラフィは、放射性同位元素を静脈に注入し、全身に行き渡ったところに、各部で発する放射線を撮影する方法で、骨への親和性が高いために、X線撮影では判らない骨の異常を見つけることができる。両者の結果とも、立派な進行癌であり、骨転移も何ヶ所か存在することを示すものであった。

因みに、この骨シンチグラフィの検査を受けて帰宅した際、東北の大震災後に我が家に備えたドシメーター（放射線累積計量計）が、下駄箱の上にあったのが、強烈に反応したのには驚いた。考えてみれば当たり前なのだが、最初は何が起こったのか判らず、止めようと手に取るとなお激しく鳴り続ける。結局翌々日の朝までは、私の身体は、立派な放射線源であることが判った。外出時には黄色と黒の、放射線源を示す独特のハザード・マークを身に付けた方がよかったかしら、と思ったりする。

話を戻すと、主治医になった医師は、その場で、進行癌であること、手術の適応ではないこと（年齢も加味して）、徐放性の女性ホルモンの注射を間歇的に行う療法が最適であること、この治療がうまくいけば、予後として、五年程度の生存が可能となり得ること、などを、淡々と告げてくれた。

癌の告知については、かつては、患者本人には一切知らせない、あるいは知らせるときは、まずは本人ではなく、家族に伝える、直接本人に伝えるときも、ショックを受けないように様々な配慮をする、というようなことが、定式化されていたが、もともとこの現場が癌専門の医療機関である、ということも一部にはあるのかもしれないにしても、また、肺癌や膵臓癌のような面倒な癌ではないこともあるにせよ、現代では、癌の発病は特別なことではなく、その告知も至極あっさりとした形で行われるのだと、感じ入った。私としては、真綿で包みこむようなやり方で告げられるよりは、その方がはるかに気持ちがよい、と思ったが、これには個人差があるかもしれない。

一月目の検診で、PSAの値は正常値（四以下）以内まで劇的に下がり、その後も下がり続けているし、AL－Pの値も、落ち着いてきている。その意味では、癌の進行の抑え込みには、さしあたって成功している、と考えられる。この効果がいつまで続くのか、効力が薄れた段階で、次に打つ手として何があるのか、詳しくは説明を受けてはいないが、覚悟だけはできているつもりである。

書かでものことだが、読者への忠言として、やはり男性がある程度以上の年齢に達したときにはPSAの検査は受けられた方がよい。骨転移まで進まなければ、前立腺癌は、かなりコントロールができ、予後も、好い結果を期待できるからである。私は、結核を発病したことのある人間には、癌の発生が少ない、という統計上は多少有意な相関を、いささか過信していたのかもしれない。通常の検診の項目には入っていないPSAを、わざわざ特別に注文して検査して貰ったことが一度もなかったのが、悔やまれると言えば悔やまれる。

第一章

戦後の医療変革——患者側からの瞥見

戦後から現在まで、私個人ないし周囲の人間が医療から受けた恩恵の歴史の概要は、前章のようなものだが、それだけを見ても、戦後の医療の発展を示す幾つかの鍵が見いだせる。そうした点、特に、検査方法の進歩、治療薬の進歩、医師－患者関係の変化などに関して、経験的なコメントを書いておきたい。

検査方法の劇的な改変

私の青年期まで、検査といえば直接、間接のX線写真（ごく一部に断層撮影〈tomography〉が含まれていた）であり、血液検査も前述の赤血球沈降速度のそれ程度であった。あとは検便、検尿はあったが、検便は主として消化器の寄生虫卵（回虫、蟯虫、条虫などの）の検査が主目的であり、検尿も、膀胱炎や腎盂炎などの確定に使われるか、糖尿の検査には役立てられたようだが、詳細な成分分析などはなかった。今や検査機器は在来型のX線撮影装置に加えて、CT、f－MRI、超音波、サーモグラフィ、シンチグラフィなどの非侵襲的な機器が豊富に導入されている。さらに日本の得意分野である内視鏡の進歩も目覚ましい。これは検査のためばかりではなく、従来ならば開腹手術が必要だった場合でも、小さな孔を空けるだけで行える外科的な治療法にも活用されている。これは劇的な変化と言ってよい。いくつかは私も生まれて初めて、経験することになった。私はお世話にならないが、妊娠中の母胎や胎児の状態も、脳内の有様も、エコーやサーモグラフィなどによって、かなり詳細に判るようになった。また母体血清マーカー・テストのような、出生前診断や、僅か一滴の血液で、体内の情報の相当量が明らかになるような特殊な方法も、最近開発されている。

もっとも、現在臨床研究という形で進められている「新型出生前診断」（ＮＩＰＴ）はもともと、本来はその目的のために開発されたのではないはずの母体血清マーカー・テストでも、例えば胎児が二十一トリソミー（二十一番目の染色体の異常、一般に染色体は、本来二本のペアであるべきものだが、三本になっていること、ダウン症候群の原因とされる）を抱えているか否か（他にも十三トリソミーや十八トリソミーもわかることになっているが、この両者は、基本的には、特に男児では致死因子で、稀に女児では障害を伴いながらも出産、しばらくの生存が可能なケースがある。多くは死産である）が判るために、最終的には、胎児の選別に繋がる、という面からの批判があることは、注記しておかなければならない。

妊娠中絶は

このような出生前診断の結果、生む・生まないは、最終的には両親に当たる人々の決断に委ねられるのではあるが、仮に、生まない、という選択肢をとった場合には、妊娠の中絶を行うことになる。我が国の刑法には堕胎罪があるが、その適用除外の措置として、母体保護法が存在する。受胎後一定期間内（法律上は「胎児が、母体外において、生命を保続できない時期」としか定めがないが、厚労省の次官通達によって、現在の取り決めでは二二週未満）は、中絶が許されるわけだが、容認されるのは二つの場合に限られる。第一は、妊娠の継続が、母体の健康、もしくは経済状況に顕著な障害となる場合であり、第二は、暴行など、本人の意志に反する強制的な妊娠である場合である。「経済的理由」は、「貧乏人の子沢山」などという言葉が実質的な意味を持っていた、戦争直後極めて貧しい状態にあった頃の日本社会において、必要とされた条項であるが、それが未だに残っているのは、この条件を外すと、現在日本で行われている人工中絶のほとんどが、違法になるからである。言い換えれば、胎児に異常が見つかって、両親が中絶を決意したときにも、中絶の合法性の根拠は、この経済条項しかない、という極めて欺瞞的な事態にある。

　では、胎児に然るべき異常が見つかったときには、中絶が許される、という条項（胎児条項と言われる）を付け加えればよいのか。ここまで来ると、出生前診断で、胎児の生死を決める、ということの問題点が浮かび上がってくる。特に胎児条項に挙げられた障害の持ち主が、現社会のなかに生きている場合、胎児条項の存在は、自らの生存する権利を問われていることになり、これは人権上許容し得ないという判断も必要となる。

薬事法の改定

なお、念のために書いておくと、二〇一三（平成二十五）年に薬事法の改正法案が国会を通り、二〇一五年から施行されることになったが、薬事法という名称そのものが改定され、「医薬品、医療機器等の品質、有効性、及び安全性の確保等に関する法律」という形に改訂されたのである。「医療機器等」のなかには、電子的な方法に関わる一部のソフトウェアも含まれるとされているが、この標題の改定は、医療機器の多様化と、高利用度が、もはや医療現場において、決定的な状況に達していることを物語っている。

通常の血液検査も、現在では、患者の状態を知るための基礎的情報の取得に必須の方法となっており、肝機能、腎機能、血液成分などの分析が、診断や治療法の選択などに、決定的な意味を持つに至っている。

コンピュータ化（その一）

もう一つ特筆すべき医療現場の劇的な変化は、コンピュータの導入である。かつて、最も親しい友人の一人であった医師K君は、アメリカへの留学から帰日後、東大医学部付属病院に、コンピュータ・システムを導入する、という仕事に取り組むことになった。教職員組合も、当時盛んだった左翼系の学生組織も、こぞって猛反対で、激しい反対運動を繰り広げた。理由は、最も「人間的な」医療現場に、機械を導入するとは何ごとか、という点にあった。今から半世紀足らず前のことである。

その頃医師は、カルテと称するものを、手書きすることが義務であった。「カルテ」というのは、維新後、日本の医学の近代化がドイツ系の人々の手で行われていたために、ほとんどの医学用語がドイツ語であったことから、定着したドイツ語（Karte）で、英語の「カード」とほとんど同じ意味であり、日本語では「（個人）診療録」とされる。しかし、これは和製というか「和式」と言うべき用語で、ドイツ語では個人診療録を〈Karte〉とは言わないようである（ドイツ語ではKG《カーゲー》＝Krankengeschichte＝患者誌という略語が使われる）。それはともかく、カルテは、ドイツ語で書くことが習慣化されていた。

戦後医学の先進圏がアメリカになり、医学用語もほとんど英語にとって代わられたが、今、すべての医師の前にはコンピュータの端末があり、「電子カルテ」という言葉が普及しているように、カルテもコンピュータの記憶のなかに保存されるようになった。検査結果もコンピュータ・システムに直接入るし、特に驚くことは、例えばX線撮影の結果は、かつてはフィルムになって、現像、定着、乾燥まで俟たなければならなかったが、現在では、撮影機器自体がコンピュータ・システムに情報移動上直結しており、撮影結果を瞬時にコンピュータの画面に再現することができる。

さらに患者である私の立場では、直接の関係は希薄だが、処方箋も電子化されており、薬剤師が、医師の書いた、読み難い手書きの処方箋を何とか解読していた時代は、はるか昔のこととなったようである。さる大病院で、A医師の書く処方箋は、薬剤部のB薬剤師しか解読できない、などということが実際にあったのである。また、これも患者である私が直接経験したことではないが、多くの病院では、処方箋の電子的なシステムのなかに、配合禁忌や他科での重複処方などに関して、即座に警告がでるようなシステムを採用するようになっていることも、リスク管理の一つとして、重要な改善であるといえよう。

もちろん、何事にも功罪の両面はあり、現在の電子処方箋は、ずらっと並んでいる薬品名をクリックする形で造られるが、クリック・ミスによる誤処方は、新しい方法ゆえの、新しいリスクということができる。また、ジェネリック薬品を容認するか否か、という問いに、患者には問診票で答えさせながら、院外処方箋で薬局へ行って、処方箋通りの薬品がなく、それに相当するジェネリックでもよいか、と尋ねられ、良いと答えると、いちいち電話で処方医に許可を求める手続きが必要となるらしい。これなどは患者の便宜を考えれば、処方箋そのものに、許容できるジェネリックをも、選択肢として書き込むようにすることで、解決できる問題のように思われる。症状の標準化が進んでいるアメリカでは、検査結果がカルテに入力されると、直ちに適切な処方箋や、さらに必要な検査項目などが出力されてくるようなシステムが実行されている。

血液検査も、現在少なくともある程度以上の規模の医療機関では、自前の分析のセクションを持っており、よほど特殊な項目はともかくとして、ほとんどの項目に関しては、二時間ほどで、分析の結果が上がってくるようになり、患者としては、採血の日からしかるべき日数を置かないと、その結果を基にした診断を受けられない、という不便は、概ね解消されている。

コンピュータ化（その二）

コンピュータ化の、もう一つの面での革命的変化は、患者の管理方法である。私は入院経験がないので、外来患者としての立場でしか、書くことができないが、開業医の場合はともかく、少なくとも自分で経験した大規模な病院の患者管理は、見事というしかない。現在は大規模な医療機関は、紹介状が必要とされているか、家庭医や他の医療機関からの紹介状がない場合は、別途の費用を支払うことが求められるようだが、初診は、当然初診受付で登録が行われる。既往症、喫煙経験の有無、アレルギーの有無、主訴などに関する問診票の記入が終わり、個人カードが出来ると、以後はすべて、カードの登録番号で処置が進んでいく。

ある病院では、個人カードで診療受付機に登録すると、自動的に個人の名前の入ったPHS（端末）が出てきて、病院内での以後の行動は、すべて、その端末に現れる指示に従うようになっている。例えば、採血が済むと、X番の診察室の外の大きな待合室で待つように指示が出る。多くの場合、さらに小待合室があって、診察室は小待合室を囲むように配されており、かつてのように、診察室の中に、数人の順番待ちの患者が呼び入れられ、前の患者の診察状況が筒抜けになる、などということはない。やがて、端末に、小待合室で待つように指示があり、そこでたかだか五分程度待っていると、最終的な指示が端末に出て、診察室に呼び込まれることになる。

様々な処置や検査がさらに必要な場合は、その場で医師から指示が出るが、すべての処置が終わって、診察室にもどると、再診が必要な場合は、次回の予約について、日取りを双方が確認し合う。次回にも血液検査が必要な場合は、診療予約時間の二時間前に、採血の予約時間が定められる。そして、患者は、次回の日時、検査や治療の予定を書き込まれたコンピュータ・アウトプットと、必要ならば処方箋を渡され、診療費の計算書類が会計で処理されたという情報が端末に届くまで、暫く待つ。その後自動精算機で、経費を払い、機械が排出する領収書を受け取り、端末を返却して、解放される。次回も、再診受付機で、個人カードを入れると、自動的に名前入りの端末と、今日の予定を記したスリップが出てきて、その日の院内でのなすべきことが始まる。この間、患者の立場でも必要と納得できる待ち時間はもちろんあるが、ほとんど無駄のない形で、極めて合理的にことが進んでいく。むしろ、この経験は爽快でさえある。

昭和三十年代に、それなりの規模の病院での診療を経験した私にとっては、病院へ行くことは一日がかりであった。次回の診察時間の予約もあり得なかった。朝早く行って順番待ちしても、診察が昼頃になることも珍しくなかった。保険点数の計算なども、精々卓上加算機くらいの助けで、実質上、手で行われていたから、会計の窓口でも一時間や二時間待たされるのも普通のことだった。それに比べれば、眼を瞠るほどの、このような改善が可能なのも、全体をコンピュータで管理しているからこそ、であり、残念ながら大動脈瘤解離で先年突然死したK君（先述の医師である）も、今は満足しているだろう。

医薬品の革命

治療薬については、抗菌剤としてのサルファ剤が「貴重薬」だったのが、私の子供時代だった。戦後直ぐ、米軍の兵士が背嚢のなかに携行する食料などの一式に、ダイアジンが含まれていたことを知らされて、やはり持てる国は違う、と思わされた記憶は、今に新しい。そしてイギリスの首相チャーチルの生命を肺炎から救ったと言われ、奇跡の薬と喧伝されたペニシリンを筆頭に、抗生物質がようやく徐々に使われ始めた状態から、先述のように、今は手術前後の点滴には、化膿がなくても、抗生物質を加えることが日常的に行われるようになったし、ペニシリン系だけでも、耐性化を避けるために、新たに様々な誘導体の開発が重ねられている。

外科的、侵襲度の高い処置をとらずに、私の結核を征圧できたのも、結局は特効薬の開発が間に合ったからであった。

感染症対応ではないが、薬効を示す一例をご紹介しよう。数値の上でのことだが、私が前立腺癌のために受けた、ゾラデックスという女性ホルモンの一回の注射では、一ヶ月後にPSAが五二〇から一挙に三・七五まで落ち、AL－Pも九五六から四〇九に、そして第二回の注射を受ける際の三ヶ月検診では、PSAは〇・五二、AL－Pは一七九という、素人目には目を瞠るような改善効果を示している。それが実質上、どこまで疾病の克服に利しているのか、その点は必ずしも分明ではないが、医薬品の持つ「力」に、素直に大きな感銘を受けたことも確かである。

その上、書くまでもないが、様々な疾患に関して、単に治療のためだけでなく、予防にも著効のある薬剤が次々に開発されてきた。「未病」という概念も普及し始めている。例えばコレステロールや、血糖のコントロール、血圧の管理、など、生活習慣病の予防のための様々な薬剤の開発も、花盛りと言ってよい。

もとより、ここでも「功」ばかりではない。戦後だけでも、妊娠中の女性の睡眠薬として使われたがゆえに、生まれてくる子供に障害を生み出したサリドマイド事件、アメーバ赤痢の特効薬として、戦前から特にアジア地区に進攻する軍隊で重用されてきたキノホルムを、製薬会社が販路の拡大を図って、大幅に適用範囲を広げたがゆえに起こったスモン薬害事件をはじめ、クロロキン、ソリブジン、そして血友病対応の血液製剤によるＨＩＶ罹患事件など、多くの薬品を巡る痛ましい事件が起こった（これらについては、拙著『医療』読売新聞社、で集中的に扱っている）ことは、私たちが忘れてはならないことである。

医薬品ではなく、自分が経験したこととして、「驚くべき」改良といえるのは、極めて小さなことだが、包帯に関わる話である。小さい頃、特に夏は、包帯が放せない子供だった、と書いた。その包帯は、巻いた後留めるのにどうしたか。巻き終わりになると、包帯の最後の六〜七センチほどに鋏を入れて、真二つにする。分け際が綻びないよう、二本になった部分をお互いに結び合わせた後、巻いた患部に回して結び合わせる。これが結構面倒な作業だった。やがて、金属の爪が両端に着いた小さなゴム性の留め具が普及して、多少楽になった。今は、伸縮自在、それ自体が貼り合わせればしっかりと留まるようになった包帯が、簡単に手に入る。素材の開発から、安全性のチェックまで、随分開発には手がかかっただろうが、こうした改良は、たまにしか使わない非専門家の私でさえ、その便利さに感激するくらいだから、医療現場では、心底歓迎されているのではなかろうか。

医師 - 患者関係

また、医師 - 患者関係という点でいえば、かつて肺結核のためにかかっていたときのF先生は、私にとっては文字通り命の恩人であり、極めて優れた医師であったことは間違いがないが、たまたま私が遭遇した以下の小さな出来事でも判るように、患者に対しては、一種の専制君主のような立場で臨んでいた。出来事というのはこうである。今は、これもある程度改善されたが、当時は、先にも書いたように、診察の流れをよくするために、診察を待つ患者が数人は、診察室の中の壁に沿って座らされ、カーテン越しに、前の患者の診察状況が筒抜けに聞こえてしまうような仕組みになっていた。

私の前の患者さんは、どうやら職人風の方で、先生とのやりとりが、最初からなかなかかみ合わない様子、先生のいらいらが高じたのだろうか、「それじゃあ、やっぱりオペはやらなけりぁならないんでしょうか」という質問がなされたときから、会話は極めて聞き苦しい方向へと真っ直ぐに進んでいったのである。「オペ？　オペって何です」という、まことに木で鼻をくくったようなF先生の返事。その後に続く問答は、脇で聴いていていたたまれなくなるような性格のものだった。患者さんの方は、少なくとも途中までは、自分がいびられていることにも気付かなかったのが、余計に私の心にはひっかかった。その頃は、私はまだ医師になる望みを捨てていなかったので、患者をあのように扱うのだけはやめよう、と思ったことだった。同時に、専門家というのは、自分たちのジャーゴン（仲間内言語）を、非専門家が使うことに、本能的な嫌悪を感じるものなのだということも学んだのである。

しかし、今そのような態度を患者に対してとる医師は、内実はともかく、少なくとも表面的にはいない。何しろ、病院内では「患者さま」なのだから。手術の現場に家族を立ち会わせる、などということも、少なくとも私は、自分が経験するまでは、聴いたことがなかった。そして、伝えられるところによると、現在では医療現場で居丈高になる、患者側のクレーマーが少なくないという。自分の生命を預ける相手に、よくそんな態度がとれる、とも思うが、とにかく医療現場での権威勾配の差は、確実に小さくなりつつあるようだし、「カーテンの向こう」という形で表現されるような、現場の密室性も開放に向かっていることは確かだろう。

そして、すでに述べたように、癌の告知に関しても、一昔前には深刻であった、するか、しないか、という選択は、今は完全に消えたように思われる。私の実例がそれを示している。

別の面から見れば、それだけ、治癒する癌も増えてきた、ということだろう。この問題は別の場所で主題的に扱いたいと考えている。

つまり、私個人の経験のなかからも、日本の医療が、大づかみに言えば、望ましい方向に向かって舵をとってきたことははっきりしている。そして、私は一人の患者として、その恩恵に浴するところ大である、と確実に言うことができる。

経済的な問題

しかし、私は、もう一つ、これまでに一切触れてこなかった大きな恩恵を、医療から、というよりは社会制度から被っている。上に書いたような治療を受けるに当たって、経済的に極度に深刻な状態に陥ったことはなかった、という点である。肺疾患であった学生時代はともかく、それ以外の場合は、幸い七十六歳までは、勤務先はいろいろと変わったが、ともかく定職があって、五十年間、それぞれの職場での健康保険組合に助けられてきた。定職を離れた現在は、後期高齢者保険という自治体が管理する健康保険によって支えられている（種々の条件から、今の私は三割負担の立場である）。むろん、その間相当額の保険料は（現在も含めて）払い続けており、積算した場合、プラスかマイナスか、計算したことは一度もなかったが、この件りを書くに当たって初めて概算してみた。おそらく生涯で六千万円を超える保険料を支払っているが、他方その間にお世話になった分の総額は、最近は「高額医療費報告」を受ける立場になったにしても、多少は組合の方への貢献分が大きいのでは、と思っているがどうだろう。

しかし、保険制度というのは、こうした個人的な損得の問題を超えた、社会全体のなかでの互助制度であることが、本来の姿である。人間は、いつ、どのような形で、病気や障害に見舞われるか、判らない。一生、そうした災いに出会わずに済む、幸運な人もいるだろう。そうした人にとっては、保険料は完全に支払い損になる。しかし、それが、災いを被る人の助けになるとすれば、その個人的な「損」は、社会全体として見たときには、非常に大きな「益」になっている。そのことで、支払い「損」となった人は満足すべきなのである。もしかしたら、災いは、自分に降りかかったかもしれないのだから。

それはとにかく、何かことがあった時に、ある水準以上の医療が、破産するほどの高額負担なく、受けられる、という今の日本の社会制度がもたらしてくれる恩恵は、私にとっては決して小さなものではない。とくに二〇一五年度には、癌が発覚してから、検査や治療に、それなりに保険で充当される以外に支払わなければならない、自己負担分の費用が嵩んでいる。それに対して、一定限度額を超える医療費支払いに対しては、健康保険の方から「高額医療費の補助」という制度があることにも気づかされた。たとえばアメリカなどで行われている私的保険制度では、一定額を超える医療費には、逆に保険からの支えが得られない仕組みになっていることを考えれば、日本の国民皆保険制度と、そこに積まれている患者保護の仕組みには、心から敬意を表したい思いである。

もちろん、以上の文中でも記したように、日本の医療にも問題点はいくつもある。未だに病院設計の方針が、医療者のためだけに眼を向けていて、患者やその家族のアメニティには、ほとんど考慮が払われていなかったり、医療上の不具合やミスを、相変わらず隠蔽しようとしたり、後に詳しく議論することになるはずではあるが、医療評価に第三者機関を設けることの必要性がなかなか理解されなかったり、その上人間のやることだから、医師や看護師にも、思いもよらぬミスや間違いが起こることを完全に防ぐこともできない。制度や構造的対応で完全になくすことは不可能なのである。しかし、社会システムとしての日本の医療の現状は、他の先進圏と比較して、十分に世界に誇ることができるものと、私は確信している。ところが、というのが、次章の話題になる。

第二章
日本の医療——国際比較のなかで

あるアンケート結果

いろいろなアンケート調査によると、医療に対する日本人の満足度は、決して十分に高いとは言えない、というのが確かなところらしい。最も衝撃的だったのは、少し旧いデータだが、二〇一〇（平成二十二）年四月十五日に共同通信の報じた、ロイター通信社の「医療に関する満足度」の国際比較調査であった（現在は、同年五月二十六日付け日本医師会の定例記者会見の資料という形で、ウェブのなかで参照できる）。この調査は二〇〇九年十一月から一〇年一月まで二ヶ月半の間に、先進二二ヶ国（GDP総額ランク上位、という基準）、各国ほぼ一〇〇〇人を対象に、インターネットを通じて行ったもので、質問は「あなたの家族の一人が深刻な疾病にかかったとしてみて下さい。その際手頃で、質の高い医療を受けることができるかどうか、その難易度を以下から選んで下さい」というもので、選択肢は「極めて容易、まあまあ容易、やや困難、極めて困難」の四択となっていた。

結果は一位がスウェーデンの「極めて容易」と「まあまあ容易」を纏めた「容易」が七五パーセント、「やや困難」と「極めて困難」とを纏めた「困難」が二五パーセント、最下位が日本で、「容易」一五パーセント、「困難」八五パーセントであった。医療に関して悪名高いアメリカは、「容易」と「困難」がほぼ半々で、十位であった。これを伝える日本医師会の資料は、当然この結果に「満足」してはいない。幾つかの別個のアンケート調査を引いて、上の数字が、現実からはかなりかけ離れたものであることを主張している。しかし、それでも日本医療政策機構の二〇〇九年の調査で「満足している」という答えは五五パーセントであり、かつ七五パーセント前後の人々が、将来の医療への不信、もしくは不安を表明したとも書かれている。なお、私見だが、このような結果を生む一つの要因に、臓器移植が日本社会のなかに十分定着していない、という点があるのかもしれない。この問題については、後に少し詳しく見てみたい。

さて、こうした点を見ると、ロイター＝共同通信の結果は、確かに極端に過ぎるにしても、また、前述の日本医師会の資料も指摘しているように、それが「満足度」の調査にはなっていないのに、満足度という形で報道されたことに、問題があることを認めた上でも、なお、大部分の日本人が現在の医療に十分に満足している、とはとても言えない状況にあることは、どうやら確かのようだ。

もちろん、ある国の医療が成功しているか否かは、顧客である患者の満足度のみによって決められるものではない。例えば、総医療費がＧＤＰに対して占める割合、あるいは、平均余命（の数値が、医療の質とどれだけ相関があるか、という点は、詳しい吟味が必要で、必ずしもその数値が、医療の成功を反映しているとは限らないが、しかし、無関係でないことだけは明らかだろう）などの情勢を組み合わせ、総合的な判断をすべきであるのは、言うを俟たない。

しかし、患者や医療の受益者の立場からすれば、そうした客観的かつ総合的な医療の質に関する評価がどれほど高いものであっても、今かかっている医療の現実が、意に染まなければ、満足度は低くなることも不合理ではない。言い換えれば、受益者である患者の受け止め方は、その国の医療の水準を示す最も重要な指標の一つには違いないが、それがかなり大きな偏りを示すことも認めておかなければなるまい。

もう一つの国際的評価

そこで、そうした総合的、かつ客観的な日本医療の評価という点に眼を移してみると、国際的には極めて高い評価が与えられていることが判る。一例を、二〇〇九年にカナダの議会評議会（Conference Board of Canada）がおこなった調査を見てみよう。この調査の鍵となるポイントは、以下の十項目である。

一、平均余命
二、健康状態の自己把握

三、新生児生存率
四、癌による死亡率
五、循環器系疾患による死亡率
六、呼吸器系疾患による死亡率
七、消化器系疾患による死亡率
八、筋骨系疾患による死亡率
九、幼児死亡率
十、医療ミスによる死亡率

これらの項目を採点した結果の総合評価では、日本は十七ヶ国中一位、二位がスイス、三位イタリア、四位以下にフィンランド、ノルウェイ、スウェーデンと北欧三国が並んで、七位フランス、八位オーストラリア、九位ドイツ、調査国カナダが十一位、アメリカは最下位の十七位という結果であった。

確かに、例えば日本における新生児生存率の高さ、あるいは乳幼児死亡率の低さは、世界の驚異の的である。戦後、日本の医療事情のなかで大きく変わったことの一つが、院内誕生・院内死であろう。現在の日本では、よほどのことがない限り、妊婦も、新生児も、十分な医学的保護環境のなかで、妊娠を果たし、この世の最初の時間を過すことができる。日本における妊娠前後の医学的管理、いわゆる周産期医療の目覚ましい進歩を、次の数字が具体的に示している。

妊婦の死亡率（一〇万件あたり）一九七五年に二九、二〇〇五年に四（件数）

周産期児死亡率（一〇〇〇件あたり）七五年に一六、二〇〇五年に三・三

現在のこれらの数字は、世界で一位か、それに準じる値である。

少し時代は古いが、二〇〇〇年にＷＨＯ（世界保健機構）が発表した加盟一九一ヶ国中、日本の医療の総合評価はやはり第一位である。

健康保険制度

こうした国際比較で、誰もが奇異に感じるのは、ＧＤＰの総額でも、また医療費がそのなかで占める割合でも、世界のトップを走るアメリカが、医療のパフォーマンスだけは、ほとんど常に先進圏で最下位となるのは何故だろうか、という点であろう。特に、アメリカ国民の総医療費は突出して第一位を占め続けているにも拘わらず、である。日本の国民総医療費は、例えばＯＥＣＤ加盟国の間では、ちょうど真中くらいの値である。

この極端な差は、やはり国家としての医療制度の差にあるとしか考えられない。その差とは、結局国民皆保険（英語では〈universal healthcare〉と呼ぶ）を一九六一年に採用した

日本と、いわゆるオバマ・ケアで、ごく最近辛うじてそれの法制化にだけは成功した（それでも共和党筋では、この法律は憲法違反の疑いがあるとしているし、トランプ政権ではなし崩しにされることになる）アメリカとの差ということになろう。もちろん、日本の国民皆保険制度は、世界で最初というわけではない。旧ソ連をはじめ、日本よりも早く同じような制度を導入しようとした国は、多数に上る。しかし、現在、日本の制度が、世界で最も成功した例と言われるには、それなりの根拠がある。その一部は、すでに述べたような医療の質を示す客観的な指標である。

アメリカの場合

これをアメリカと比較することで、その特徴が浮き彫りになるだろう。アメリカの健康保険制度の基本は、私的な性格、つまり企業に依存した形で終始してきた。ここで企業への依存というのは、日本のように、法律に基づいて企業が健康保険組合を作り、企業の雇用者が組合員に加盟する、という意味ではない。保険を扱う企業と、私的な契約を結ぶことによって、医療費への支援が行われる、という意味である。日本における私企業としての生命保険制度が、医療保険にも適用されていると考えれば、多少の参考になるだろうか。後に立ち入るように、現在では「公的な」制度も、アメリカに一部は導入されるようになってはいるが。

こうした「私的」な医療保険においては、当然契約者は、それなりの保険料を支払わなければならないが、しかしそれで、医療費のカヴァーは万全であるというわけにはいかない。第一に、日本では、医療費の中心を占める「診療報酬」を政府が健康保険制度のなかで決める（現在は二年に一回の定期的改定がある）ことになっている。ということは、どこで、どのような治療を受けても、かかる費用は、原則、基準価格、あるいは標準価格によることになる。しかし、アメリカではこの制度がないために、医療機関によって、治療方法もだが、それに要する費用もまちまちということになる。患者側は、こうした不安定な状態のなかで、自分の判断と責任によって、そして当然のことながら自分の支払い能力に応じて、保険会社と契約を結ぶことになるのだから、保険によって保証される疾病の性格や、治療法などが、厳しい制約のなかにある以上、罹った病気によっては、折角保険に入っていても、対象外になることも決して少なくない。さらに悪いことには、保険会社と契約を結ぶ余裕の全くない人々も生まれる。したがって、アメリカでは、まだ半数近くの人々が、実質上無保険の状態にあると言われる。

さらに、契約内であるからといって、安心しているわけにもいかない。というのも、多くの場合、保険会社が充当してくれる医療費には、上限が付されていて、ある程度以上の高額医療費は、保険会社が支払いを拒否するのが通例となっている。また保険会社が営利を追求する企業である以上、支払い前の審査をできるだけ厳しくし、何かと口実を設けて支払いを渋るのも、当たり前になることは容易に予想がつく。

アメリカで、健康上不具合が起きて、医療機関に電話をしたとしよう。まず尋ねられるのは、どのような保険に加入しているか、という点である。それに答えると、場合によっては、それでは、当病院では診療を受け入れることができません、と言われるケースも十分にあり得ることになる。

大きな政府か小さな政府か

やや原理的な面から見れば、アメリカでは、共和党と民主党の二大政党で政権運営をしてきているが、その根本的対立の一つに、「小さな政府対大きな政府」論があることはよく知られている。ここでは、民主党が、政府もしくは公的な面から、社会福祉の一環として、公的な医療保険をできる限り推進しようとするのに対して、共和党は、自助努力、自己責任の権利を「公」が奪うことを許さない、という建前から、公的な医療保険（への強制的加入）は憲法の精神に違背するとさえ主張する。この共和党の主張は、アメリカでは決して無視できない力をもっているのである。しかし、そんななかで、アメリカでの個人の自己破産の六割は、医療費の請求に由来し、しかも、そのうちの八割は、民間の医療保険の加入者であった、というデータがある。

なお付け加えれば、アメリカでも、雇用者確保のために、企業が、労働者にフリンジ・ベネフィット（付加的給付）を与えることを目的に、組合と契約を結び、ある枠内での医療費の肩代わりを実施する制度も、皆無であったわけではないが、社会制度としての意味合いは希薄であった。

民主党のクリントンが大統領の際に、その夫人ヒラリーが、この問題を争点に、公的医療保険の整備・拡充に務めたことは有名だろう。実はアメリカでは、一九六五年当時の民主党大統領リンドン・ジョンソンの時代に、メディケイドという制度が発足した。これがアメリカにおける公的な福祉政策としての医療保険の出発点と考えられている。一定の所得以下の人々を対象にしたこの制度は、完全な貧困者対策と考えられるものであった。ただ、連邦政府の財政的支援の下で、各州が整備すべき制度であったために、州によってかなり内容にばらつきがあったこと、加盟すべき人間の所得などに厳しい制限のあったこと、などを考え合わせると、医療費の「皆保険」制度からはほど遠いものであった。同じ時期にメディケアという制度も生まれたが、これは障碍者と高齢者を対象とした福祉制度であり、ここでも、「皆保険」の意味を持たないままに、加盟者も、全人口からすれば、僅少な限られた層に終始してきた。ヒラリーは、これを皆保険制度の方向に誘導しようとして、成功はしなかった。

先にも触れた「オバマ・ケア」は、やはり民主党の大統領であるバラク・オバマが、公約の一つにこの問題を取り上げ、当選後は、その実現に力を尽くした制度である。議会での共和党筋の執拗な反対を押して、二〇〇八年には法制化にこぎ着け、二〇一〇年以降、順次実地の発効体制を整えてきた。その制度とは、患者の保護と医療費の適正化という二つの柱となる概念を、実地に移したもので、概略次のような制度である。

一　五十人以上の正規の被雇用者を抱える企業に、事実上医療保険制度を提供することを義務づける。

二　保険加入に際しては、以前の健康状態、年齢、性別その他個人の特性によって、差別されてはならず、また客観的な特性が等しい個人の保険料は同一とする（興味深いことに、唯一の例外項目として、喫煙者が挙げられている）。

三　メディケア、メディケイドの拡張とともに、無保険者には、原則ペナルティが科せられる。

四　保険で保証される標準的医療内容が定められる。

などであって、既得権や自己責任の原則への配慮などから、やや複雑な形をとっているが、国民皆保険制度が目指されていることは理解できる。

しかし、制度の運用が軌道に乗る前から、様々な弊害が指摘されるようになっていた。それは、保険料の高騰、企業が正規の被雇用者を減らすという自衛処置に走る、医師がオバマ・ケアの患者を拒否する、保険金請求手続きの煩雑化による、医療者側の極端な負担増など、問題は広範にわたっており、日本のように、保険制度が相互扶助の制度である、という最も重要なポイントが理解されないままに、成立早々から破綻が取りざたされる有様であった。

しかし、オバマ・ケアの撤廃を公約に掲げて大統領に当選したトランプは、その公約を果たせないままに推移していることを考えると、オバマの健康保険政策は、ある程度定着し始めている、と考えるべきなのかもしれない。

アメリカが、日本とは比較にならない広大な国土のなかで、州の独立性が、かなりな程度保証されていること、また、移民を受け入れる程度が高く、一般の人々を一括して扱い難いこと、など医療外の要素も確かに認められる。なお、一方では、先端的な高度医療という点でも、突出している事実も考慮しなければならないが、そうした高度医療の受益者が、社会のなかでは極めて僅かな富裕層に限られている点も、かえってアメリカの総合評価をおとしめる原因の一つになっているのでもある。

日本の現状

こうしてみると、日本の医療の状況は、ちょうどアメリカの反対と見てもよさそうである。少なくとも、医療費の請求がもとで、個人破産というような事例は、日本では発生し難いし、医療費が心配で医師にかかることを我慢しなければならない、という場面も、アメリカよりは遙かに少ない。極度に高度の医療でなく、ごく普通の治療費、例えば虫垂炎での治療費を国際比較する民間（ＡＩＵ）のデータがあるが、それによれば、アメリカが最も高額で、日本はアメリカの約五分の一、世界でも最も低廉な額に近い。

さらに、すでに指摘したことだが、二〇〇八年には後期高齢者医療制度が発足した。これまで通常の保険制度と平行していた老人保険システムを改めて、診療費や薬価基準など保険制度の根幹は、一般の医療保険制度に基づいているが、完全に独立したシステムとしたところに、大きな特色がある。私自身現在その恩恵に浴しているが、国民の総医療費は、二〇一四年度で約四十兆円、そのうち後期高齢者医療制度における給付額は十二兆円（総額のおよそ三二パーセント）に達している。国民が自ら医療費として、実際に支払った支出額は五兆円弱であるから、結局国民は税金と相互扶助によって、医療費の八割ほどを社会制度に依存していることになる。大まかにいえば、個人のこの「二割負担」（私は、今の制度では三割負担とされているが）を、少ないと見るか、当然と見るか、あるいは多いと見るか、見方は色々あるだろうが、歴史のなかでは、受益者である患者の「全額負担」が当然のこととされてきた時代が長かったことを思えば、私には多いと見る視点はあり得ないという思いに駆られる。

臓器移植に関しては

ただ、臓器移植に関しては、それを肯定する立場から見れば、日本の現状は、国際的な水準に達していない、という評価はあり得るだろう。冒頭に述べた国際比較の設問が、深刻な病いに冒されたことが判ったとき、という条件を付されていることを考慮すれば、回答者が、臓器移植が必要になるような事態を想定した上で答えたのかもしれない、という推測は、それほど乱暴ではないと思われる。

臓器移植と脳死とは必ずしも同一ではない。生体臓器移植もあるからである。しかし、海外での臓器移植が、脳死を前提としているという点を考えると、国際比較のなかでの日本の顕著な特異性は、生体臓器移植に頼る割合が非常に高いところにある。勿論、脳死という概念に関する抵抗が強いことは、文化のなかの人間観、あるいは死生観とも連動するところがあるので、一概に否定することはできないが、他方生体移植の場合、臓器を提供する側（ドナー）は、完全な健康体であり、その身体にメスを入れて臓器を切りとる、という行為が、医療の倫理性だけから言っても、問題がないわけではないし、また実際上も、臓器提供後の健康が優れず、死亡する事例さえ散見されることを見過ごすわけにもいかない。

日本での脳死に関する考え方が極端に消極的である点を示す数値として、少し古いが、六十ヶ国で、移植の際、人口百万人あたりの脳死体ドナーの割合を比較した統計がある。それによれば、一位はスペインで三四パーセント、二位プエルトリコ（二八パーセント）、三位ポルトガル（二七パーセント）と、カトリック系のラテン的な国々が抜きんでており、アメリカは四位（二六パーセント）、日本は〇・九パーセントで五十八位である。文化的・倫理的背景が日本に近いと思われる韓国では、当初脳死臓器移植に極めて消極的で、法的な整備も、日本より遅れたが、それでも五・五パーセントで、日本の六倍である。

また、日本では、肝移植で移植希望登録者約千名、これまでに脳死移植は七三例、それに対して生体移植が一七七例で、脳死移植の二・五倍に達しており、しかも登録者の四〇パーセントは、希望を達し得ずに亡くなっている、というデータもある。

確かに、日本の場合和田移植という好ましくない先例があったことも影響して、*脳死臓器移植に対する社会的な反応は、簡単に転換するのは難しそうで、くりかえすが、だから日本は「悪い」と一概に批判はできない。しかし、世界の現状を見たとき、すでに移植という医療行為が定着し、かつ、それによって取りあえず救われる命が、確かにある、という事実を、見て見ぬふりはできないところまで、事態は来ている。日本人が巨額の基金を募って、海外での施術に踏み切る例も後を絶たない。他国の貴重なリソースを、お金を使って横取りする、という批判にも応えなければならない以上、すこしずつでも、社会的な議論を重ねて、現状を変えていく必要があると私は思う。

＊和田移植　一九六八（昭和四十三）年、札幌医科大学外科教授和田壽郎のチームが、日本で最初の心臓移植を行った。提供者（ドナー）、受け手（レシーピエント）ともに若い男性で、ドナーは溺水状態であった。この手術には幾つか問題があった。最も直接的には、レシーピエントが、術後三ヶ月を待たずに死亡したこと。次にドナーからの生きた心臓の取り出しが、適法と言えなかったと思われること。その後、脳死臓器移植に向かって法整備をする段階でも、また、一般の臓器移植に対する理解に関しても、この事件は大きな障害となってきたと考えられる。

終わりに

それはそれとして　いずれにしても、私たちは、比較的な観点、そして、社会全体という総合的な観点から見れば、極めて良質の医療を提供されていることははっきりしている。その恩恵を、どれだけ理解しているか、諸アンケートの結果が、やや、心許ない思いを生み出すのは、決して私が医療側に立っているからではなかろう。むしろ上に掲げたように、患者としての歴史と現実を踏まえての、率直な思いであると考える。そして、何事も改革ばやりの今日、アメリカの医療事情を前車の轍として、少なくとも、その後を追わない決心を固めるべき時ではないか。
それが、この問題に関して現在の私のなし得る唯一のメッセージである。

第三章
老いと死の諸相

一　老いと死の諸相

先人の嘆き　東では

『万葉集』巻五の最後に、山上憶良の悲痛な歌（むしろ文章と反歌）が載っている。今の私の境遇に近いこともあって、そぞろ、共感と共苦とを覚える。文章はこんな風に綴られる。

この世に生きる限りは、平安な生活であってほしい、事もなく、死からも遠くあってほしい、と願うのに、実際は、この世の憂きこと、辛きこと重なる上に、まるで傷口に塩をすり込むように、重き荷を負った馬の背に重ねて荷を載せるように、老いさらばえた我が身に、さらに病気が追い打ちをかけてくる。昼は昼とて嘆き暮らし、夜は夜とて、ため息ばかりで輾転反側、もう長いこと病いに苦しんでいるので、時を重ねるにつれて、憂いは広がり、時には死も考える有様、でも周りにまとい付く子供たちのことを考えると、放り捨てて自分だけ死ぬわけにもいかず。（現代語訳は私訳）

千三百年前も、今も、人間にとって、老いと死とは、変わらない人生の重荷と読むことができる。憶良は七十三歳で亡くなっているから、当時としては比較的長生きをしている、とも言える。だからこそ、一層老いと死とが、切実な意味を持っていたのだろう。

ほとんど同じ七世紀、中国の詩人劉廷夷（廷芝）の七言詩からも、老いを想う深い溜息が聞こえてくる（引用は途中から）。

今年花落顔色改　明年花開復誰在
已見松柏摧爲薪　更聞桑田變成海
古人無復洛城東　今人還對落花風
年年歳歳花相似　歳歳年年人不同
寄言全盛紅顔子　應憐半死白頭翁

今年花落ちて顔色改まる　明年花開いてまた誰か在る
已に見る松柏砕けて薪となり　さらに聞く桑田変じて海と成るを
古人また洛陽の東に無く　今人帰りて落花の風に向ふ

年々歳々花は相似たれども　歳々年々人は同じからず
全盛の若者に伝えなん　半死の白頭翁の憐れむべきを
（読み下しは私訳）

なお、洛陽の「東」とは特段の意味はなく、「春」が題材になっているところから、四季と東西南北を対比させた際には、春は東に当たるために、「東」と謳われていると考えられる。

西では

哲学というものを、〈philosophia biou kubernetes = Phi, Beta, Kappa〉（「生き方指南の哲学」とでも訳そうか）として捉えた、つまり、古代ギリシャのソクラテスに始まる、深い思索を極限まで推し進めるような働きとは別次元の営みと考えた一連の思想家（「フランス語でモラリスト」と呼ばれる。「モラル」という日本語化した言葉が「道徳」を指すので、この語は誤解されがちだが、「道徳家」という意味はない。「道徳家」という意味に〈moraliste〉が使えないことはないが、〈moralisateur〉が一般的であろう）が、近代の主にフランスに存在する。なお、ここでのギリシャ語〈kubernetes〉は、後にN・ウィーナーが「サイバネティックス」という言葉に利用しているが、「舵取り」という原意がある。また上の三語の頭文字を連ねた「ファイ・ベータ・カッパ」は、アメリカでハーヴァードに次いで古い大学であるウィリアム・アンド・メアリ・カレッジが、独立宣言の年に当たる一七七六年に創始した優等生クラブの名前に使われている。

周知のようにアメリカに国立大学（連邦立大学）は存在しない。特に有力大学、なかでも〈Ivies〉と呼ばれている大学たち（イェール、コロンビア、プリンストン、ハーヴァード、ダートマス、ブラウン、ペンシルヴァニア、コーネル）はすべて、植民地時代に遡ることができるから歴史的に古く、ミッショナリーが経営する。その後、州立大学が各州に生まれたので「公立」大学は存在するようになった。ここで触れているウィリアム・アンド・メアリ・カレッジは、イギリス植民地であったヴァージニア州ウィリアムズバーグに、国王ウィリアムⅢ世と女王メアリⅡ世の勅許を得て、公立として設立された。二十世紀初頭に正式にヴァージニア州立となったが、その歴史や性格から〈Public Ivy〉と呼ばれて、一般の州立大学とは区別される傾向がある。

話を戻すと、モンテーニュやラ・フォンテーヌを先駆とし、パスカル、ヴォーヴナルグ、ラ・ブルュイエール、ラ・ロシュフーコーら、フランスの「モラリスト」と呼ばれる人々の哲学が「生き方指南」的なものとされる。因みに、ここでの「モラリスト」という語の意味は、先述のように「道徳家」という日本語からは離れている。彼らは、人生の諸相を、折々の偶感や、断片的な文章に綴って、読者の心に、共感や驚きや慰め、場合によっては顰蹙《ひんしゅく》などを引きおこすことで満足する。彼らの代表者、モンテーニュの作品、『エセー』として纏められた論集は、この時期のヨーロッパの著作としては異例とも言えるが、キリスト教的な教えは希薄で、引用する相手は、ほとんどがローマ時代の思想家、キケロであり、セネカであり、ホラティウスである。そのなかでモンテーニュは、しばしば、また熱心に、死について語っている。その筆は憚り多き腹上死にまで及ぶこともあるが、やや斜に構え、揶揄や皮肉を交えながら、死こそが、人生最大の導き手であることを、手を変え品を変えて、論じている。例えば、

死がわれわれを恐れさせる場合、それは絶えずわれわれを苦しめ、どのようにしても和らげることのできない対象となる。死がわれわれに向かって出てこないような場所はない。

そしてキケロの言葉を引いて書く。「それはタンタロスの岩のように、常にわれわれの上にぶら下がっている」（荒木昭太郎訳、中央公論社『世界の名著』から）。だからこそ、死を笑いのめすような「軽み」が、あるいは揶揄や諧謔をもって死と立ち向かおうとする精神が

必要なのでは、とモンテーニュは言う。それでもヨーロッパは、なお、〈memento mori〉つまり「常に死を憶えよ、死を忘れるな」という鮮烈な言い伝えを生みさえした。

葉隠れ

私は、こうしたモラリストと呼ばれる人々の文章に接する度に、日本の『葉隠』を思い出す。『葉隠』は佐賀、鍋島・龍造寺藩の家人であった山本常朝（時代的にはパスカルらと同時代人と言える）の口述するところを、常朝に意気投合した田代陣基《つらもと》の手で書き留められた文章の集積を言う。「武士道とは死ぬことと見つけたり」という表現が有名になって、この書は専ら「死」を扱った書物のように誤解されているが、むしろ内容は、人間は（武士は）如何に生きるか、生くべきか、を主題としている点で「ファイ・ベータ・カッパ」に酷似する。常朝は仏教も儒学も深く考究した経歴を持つ人間だが、『葉隠』は徹底して「世俗的」である。例えば、武士は、朝起きれば、下着を替え、行水をし、髪を整え、香料をつけろ、などと言うのである。もちろん、それは、単に外形を飾る意味ではない。いつ死んでもよい、という覚悟があれば、自然とそういう振舞いを呼ぶことになるはずだ、というのである。つまり「メメント・モリ」（死を憶えよ）と同じで、今日が最後の日であるつもりで生きよ、という教えが、この書を貫く行動美学である。その意味で『葉隠』は、高邁な哲学書でも、人間の深層に迫る宗教書でもなく、死を媒介とした「生き方」の指南書である。そういうことによって、私は『葉隠』を軽視しているのではなく、ましてや軽蔑しているわけではない。フランスのモラリストの伝統と並べてみる試みをしているに過ぎない。もっとも、モラリストたちの書にある、ユーモアと揶揄の姿勢は、『葉隠』には希薄かもしれないが。

『葉隠』に触れたので、もう少し日本社会での「死観」の特性を考えてみよう。例えば、誰もが口にする「往生」という概念がある。通常はほとんど「死」と同義語として扱われる。例えば「往生際が悪い」と言えば、「死に際が褒められない」状態のことで、そこから、「進退が汚い」ことの比喩にも使われる。「大往生」と言えば、人が「天寿を全うした上で、安らかな死を迎え」たときに、しばしば使われる表現である。当然仏教から普通の言語空間に流れ込んだ言葉だから、「極楽往生」などとも使われるのは周知だろう。源信の『往生要集』は、「厭離穢土・欣求浄土」という浄土宗の基本を示したものとして受け取られている。

しかし、漢語の「往生」の源となるサンスクリットへ遡れば、本来は「生きる」ことであって、「死ぬ」ことではなかったようだ。

いずれにしても、老いと死は、人間が生きていく上で、最大の要素と断じて差し支えないことは確かであろう。

生物と死

まるで違った側面から考えてみよう。死は、生命あるものにとって、最も普遍的な現象の一つである。むしろ「生命」の定義のなかに内包されていると言ってもよい。「生きとし生けるもの」という表現があるが、まさしく、生きとし生けるものすべてを訪れるのが死である。死がなければ生もない。もっとも、植物に死があるか、と問われれば、少なくとも一般的な動物と比較して、その定義が難しくなることは否めない。一年生草本と言い、多年生草本と言い、しかし、いずれも、世代を継いで、その生命を終わる、という時間をどこに設定すればよいのかが、動物ほど明瞭ではないからである。樹木のなかには一千年を「生きて」いるものもないわけではない。しかも、その個体（と呼んでよいとして）の相当部分は、もはや「生体」の定義に当てはまらない状態でさえあるのに、である。そもそも、生命の担い手であるものが、動物の個体のように、はっきりとしないケースも数多くある。しかし、それでも、種として地球上から姿を消した、つまり絶滅することによって、種としての生命を終わった植物もまた、決して少なくない。

動物の場合、死は一応個体を前提としていると言ってよい。勿論、動物に分類されるもののなかにも、個体という概念が十分には当てはまらないものもあるが、多くの動物では、個体の誕生とその存続、そして、それが不可能になるという事態とが、両輪となって、生死が生まれる。そして、この事態は、ヒトにあっても全く変わりはない。その意味で、死は、ヒトも含めた生命体一般にとって、「普遍的」と言うことができる。

もっとも、現在の進化理論では、動物においても、個体という概念の持つ重みが、かつてよりは遙かに軽くなっている。そうした考え方の基礎になっているのは、幾つかの哺乳類で確認されている「子殺し」という現象である。ライオンを例にとろう。ライオンは一頭のオスを中心に数頭のメスとその未成熟の子供たちが群れを造って生活する。子育て中は、メスは発情しない。そこへ、別のオスが入り込むことがある。言わば家長の地位の簒奪、つまり一種王朝の革命である。革命が成功して、これまでの家長が放逐され、新しいオスがその群れを率いることになると、その群れのなかにいた子供たちは、新しい家長によって殺されてしまう、という現象がしばしば観察されている。成育中の子供たちがいる間は、メスが発情しないため、新しいオスに、交尾の機会が与えられないこと、自分とは無関係の子供たちを、大きなエネルギーを使って育て上げることは無駄と思われること、などが原因であると思われるが、ライオンの一頭一頭の個体が、そのような「計算」をした上で行動しているとは考え難い。

そこで、R・ドーキンスは、ポイントは個体にはなく、その個体を支える「遺伝子」にある、という説を立てた。かつて近代遺伝子遺伝学の祖であるA・ヴァイスマンが、「生殖質」という概念にたどり着いた際、個体を作り上げている「体質」は死によって滅びるが、個体を生み出した「生殖質」の方は、次の世代へと受け継がれていくがゆえに、長い間「保続する」という、生殖質の「保続説」を立てた。ドーキンスもまた、個体は、遺伝子を受け継がせる運び手（ヴィークル）に過ぎず、遺伝子こそが物語の主役であると考えた。遺伝子自体が、如何に自らの保続性を発揮できるか、さらにより広く展開することができるか、という点での戦略をプログラムとして持っており、その戦略に従って、その運び手たる個体は行動するのだ、と考えるのである。そう考えれば、ライオンの子殺し行動は、合理的に理解できることになる。やや文学的表現ながら、ドーキンスは遺伝子の持つそのような性格を「利己的遺伝子」と名付けたのであった。

しかし、ここで大切なことに気付かされる。生物の一種としてのヒトは、確かにそうした傾向を完全に免れてはいないかもしれない。男性の性衝動は、「浮気心」というような表現に託されて、古来、ともすれば多くの女性に向かいがちであることは否めない。それは、自らの遺伝子を広く長く保続させようとする遺伝子の働きの結果である、と考えられないことはない。しかし、ヒトが、いやむしろ人間が、というべきだろうが、他の動物と恐らく決定的に違う点が少なくとも一つある。それは自らが「死ぬ」存在であることを「知っている」という点である。

反論があるかもしれない。飼い猫や飼い犬は、死期を悟ると、飼い主の目の届かないところにそっと身を隠す。ゾウは、やはり死期が近づくと、仲間の群れから離れ、一人死地へ赴く、それが証拠に「ゾウの墓場」として知られる湖があるではないか。彼らは、少なくとも近づいた「死」を予感、感知しているのではないか。

動物物語としては感動的ではあるが、しかし、現代の動物行動学者の見解は、こうした現象を否定する方向に傾いている。イヌやネコは、病いが重くなると、単に静かに休める場所を探そうとするに過ぎず、ゾウの墓場は、象牙で儲けようとする密猟者たちが、生きたゾウを殺して奪った象牙ではないことを示そうとして作り上げたお話に過ぎない、という解釈が一般的なのだ。

しかし、考えてみると、遺伝子の「利己的」な戦略が、生命体の基本原理だとすると、矛盾と思われる問題が生じる。それは、性の分岐による生殖という現象である。有性生殖とは、父方と母方の異型の遺伝子が混じり合うことを言う。もし、自分の遺伝子を保続させることが至上命令ならば、この現象は、明らかにその至上命令に反するのではないか。つまり、クローニングが最善の戦略になるはずではないか。ドリー羊で一躍有名になった「クローン」は、母体と全く同じゲノム（遺伝子のセット）を持った後継世代の産生を意味する言葉である。そして確かに、現生の植物のなかには、ソメイヨシノのように、クローニングで展開している種も少なくない。なお、ソメイヨシノでも、同種間の交配は行われる。しかし、ゲノムの形から、交配の結果としての結実は極めて困難であり、稀に結実しても、それが発芽することはないと考えられている。つまり、現在日本の各地に展開しているソメイヨシノは、人間の手による「接ぎ木」がもたらしたものである。なお、他のサクラとの交配は時に可能であることが確かめられている。

植物の交配の多くは「受粉」であり、有性生殖の一種と考えられるが、しかし、自家受粉、つまり、同じ「個体」(?)に咲いた花の花粉による授粉、あるいは極端な場合には「同花」における授粉もあり得る。その場合は遺伝子的な観点からすれば、まさしくクローニングということになる。しかし、こうした現象を防ぐために、何らかの形で自家不和合性を保証している植物も、実は多いのである。

動物にも、雌雄の区別のない種や、雌雄同体、つまり同じ個体のなかに、雄性と雌性とを兼有している種もある。しかし、一般的に見れば、子孫を残す方法の基本が、有性生殖であり、雌雄同体であっても、有性生殖的方法は受け継がれている以上、それが遺伝子の持つ戦略性の一つとならざるを得ないとすれば、遺伝子は何故一見「利己的戦略」に悖《もと》るように見える「有性生殖」という形をとる方向に進化したのだろうか。

人間社会では、同家系内での結婚を禁じたり、抑制したりする風習がある。人間の場合は、恐らくは、そうしたタブーを持たないコミュニティが脆弱性を持つことを、経験の積み重ね、言い換えれば記憶、もしくは記録に基づいて、大脳が理解し、判断した結果生まれた風習であると考えることもできる。同じ遺伝子型を長く保続することは、経験的なデータによってでも、有利な戦略とは言えないらしい。しかし、動物一般としては、有性生殖によって遺伝子型を変更することが、そうした経験の記憶・記録による判断の結果と見なすことは難しい。であるとすれば、同一の遺伝子をひたすら後継世代に繋いでいくことが最終目標であるにもかかわらず、それを追求するときに生じる「弱さ」を避けるために有性生殖を行うという選択が、やはり遺伝子の戦略のなかに組み込まれていると考えるのが自然だろう。

この一見矛盾する選択は、恐らくは、長い進化の過程で、遺伝子の保続を危うくする敵、つまりその運び手である個体を斃《たお》してしまう病原体の出現によって説明され得るのではないか。ある遺伝子型は、あるとき出現した病原体に対して全く抵抗できないために、その遺伝子型を持つ個体群とともに死滅の方向に向かう。その遺伝子型の異型が、その異型性のゆえに運良く生き残るとすると、その個体との交配によって、その病原体には抵抗力を持つ新しい遺伝子型が生まれる。そのとき決定的な役割を果たすのが交配、つまり異型同士の組み合わせを生み出す有性生殖的方法にほかならない。こんなことの繰り返しのなかで、遺伝子型の「記憶」として、同型の交配よりも異型の交配の方が、自らの保続に有利である、という結果が生まれ、そのための戦略となった、と考えれば、つじつまは合う。

それはともかく、人間が、自らを「死すべき」ものとして自覚していることだけは確かだろう。従って、ドーキンスの「利己的遺伝子」という概念が公表された際には、むしろ反発というか、無理解に基づく否定的な意見も少なくなかった。

言い換えると、如何に自らの遺伝子が保続のプログラムを持ち、子供を持つことで、あるいは子供をもつための行為を行うことで、連続性のプログラムに従っているとしても、なお、人間は自らの死ということを、決定的な不連続のように解釈することに慣れている。それは「体質」が滅びることだけではなく、一人の人間の意識、想念、感覚、意志、技能などが、死によって断絶するという、死の理解によって支えられた、抜き難い発想があるからであろう。

それは一つには、人間の個体は、幼い頃に不自然な死に、その命を奪われる場合を除いて、成人するに当たって、遺伝子の発現結果に加えて、極めて豊かな、その個人に特有の資質に基づく後天的な様々な機能と特質を獲得するからであろう。名演奏家としての類いまれな力量、誰もが真似られないような職人としての高度な技量、国際社会の中で培った幅広い語学力と鋭い洞察力……。一人ひとりの個人は、そうした特質を自らの中に養い、育て、活用してきた。社会もまた、そうした個人の働きによって支えられ、発展を遂げてもきた。しかし、死は、そのすべてを一瞬のうちに無にしてしまう。

同じような演奏家、同じような職人、同じような国際人。それらを得るには、またゼロから出発しなければならない。現代遺伝学理論で基本的に否定され、実際面でも否定されている「獲得形質の遺伝」、例えばテニスの名選手の子供が、たとえ多少なりとも、最初からテニスの力量を備えていてくれればよいはずなのだが、それは叶わぬ夢に過ぎない。どんな場合でも、こうした二次的に獲得された機能や特質は、次世代への連続性、保続性は期待できない。この厳しい現実こそ、人間の死の持つ決定的なポイントであろう。

勿論人間は早くからこのことに気付いていた。言葉をもった人間は、最初は口承によって、つまり言い伝えによって、やがては文字や紙のような記録媒体を発明して、一人の人間の熟練や機能の要諦を書き残し、あるいはどこのコミュニティにも、早くから存在していた「学校」に類するものを通じて、二次的に獲得された一切を、何とか後継世代に繋いでいこうと、懸命な努力を積み重ねてきている。

死によって生まれる非連続性、断絶を乗り越えようとする、このような人間の二次的な生産物の総体を、私たちは「文化」と呼ぶのではないか。言い換えれば、文化は「死」のなかから生まれてきたことになる。人間は、遺伝子を保続させようとする生物学的な動物であると同時に、死を知る動物でもある。そして死を知ることによって、継承すべき文化を生み出す。ゆえに人間だけが、そういう意味での文化を持つ動物になった、という論理が成立することになる。

一方、生物学者に言わせると、動物の世界には、基本的に「老い」はない。いや、言い方を少し正確にしよう。動物の世界に、「老いた個体」はいない、という。さらに言い換えると、動物では老いは死に直結している。老いた動物は即死ぬしか途はないのである。例えば、肉食の動物が食物連鎖の下位の動物を補食する場合を考えよう。上位者が下位者の群れを襲う。その際、捕食されるのは、動きの敏捷でない若年者か、老いた者、あるいは病いにある者だろう。若年者の場合は、次世代を形作る重要なメンバーなるがゆえに、群れとしては最大限の努力によって護ろうとする。しかし、老者、病者の場合は、むしろ、その犠牲の上に、群れの安全が図られるものとして、放置される。老者、病者は上位捕食者に自らを捧げることによって、自分の属するコミュニティに貢献することになる。動物の場合は「老い」が即「死」であり、それゆえわれわれは、老いた動物に出会うことがない、ことにもなる。

病者や老者のような「弱者」を、利益を犠牲にしても救おうと共同体が試みるのは、基本的に人間の特性ということになろう。とりわけ近代ヒューマニズムの主張が、そのことを際立たせたということになるかもしれない。そう考えると、確かに「加齢」と「老い」とは似て非なるものかもしれない。加齢は単に年齢を重ねることだが、老いはそれだけではない。死が、その個体の持つ様々な特性や能力の消滅を意味するなら、老いは、個人が生きている間に、努力を重ねて獲得した特性や能力の減衰にほかならない。つまり、「老い」は間近に迫った死へと足早に進む過程にほかならない。一般の動物の場合は、この過程に要する時間は極めて短い。恐らく人間だけが、この過程にかかる時間を引き延ばしてきたのだろう。

そして、人間だけが、生きるに当たって、死を考え、死を人生の旅路の究極点に見据えることで、生きている動物ということになる。それが幸福なのか、不幸なのか。しかし、人間性は、まさにそこにこそ成立することだけは、認めなければなるまい。

二　医療における死

死

医療の世界では、患者の死は、医療の敗北と受け取られがちである。確かに、医療は、病気や怪我に苦しむ人の生命を存続させ、理想的には「インタクト・サヴァイヴァル」〈intact〉の原意は、「触れられていない」、「手つかずの」で、そこから「損なわれていいない」などの意味が派生する）、つまり完全な健康体に戻すこと、それが出来なくとも、ともかくも今よりもベターな健康状態を回復させることを使命としている。その意味では、患者の死は、その使命を全うできなかった結果だから、医療にとっては、最も望ましくない事態といえるだろう。

もちろん、一人の人間の死は、単に医療の問題であるわけではない。肉親や親しい人にとっては、自身の存在の一部の欠落であり、社会にとっては、その人物が果たしていた機能の欠損であり、個人に的を絞っても、その人が、自らの人生をかけて、積年の努力の末に身に付けてきた様々な能力が、跡も残さずに消失してしまうことでもある。何らかの「喪失」を伴わずに死を論ずることは難しい。いずれにしても、死はマイナスを象徴する。

もっとも、ある種の信仰の世界から見れば、死は、魂にとっての、単なる一つの通過点に過ぎず、あるいは天に帰る（日本のキリスト教界では、しばしば死を「帰天」と表現する）ことは「凱旋」として、言い換えれば、むしろ祝福さるべき出来事として解されるような立場もあるだろう。仏教でも、この世を表す「娑婆」とは、本来サンスクリット語で、「大地」、転じて「苦しみの場所」といった意味を持つ〈saha〉の音を漢字化したもので、かつて中国では、「堪忍」という訳語が使われることもあった。そこから死後の世界である「浄土」に対して、「忍土」という言葉も生まれた。「苦しみを忍んで生きる世界」というような意味合いだろう。だから、死は、苦しみから逃れること、つまりマイナスのマイナスで、プラスの意味を感じさせるものである、という考え方も当然あり得る。この発想は、宗教的文脈を離れても成り立つ。人はしばしば病苦を恐れ、そこから逃れるために自殺を図るからである。苦しみから解放されること、それが死を肯定する一つの重要な論拠になっているのは確かである。

この点が医療の場面に導入されたときに生じる重要な「二律背反」に関しては、別途論じることになるだろう。

病い

別の面から見てみよう。「病気」に当たるギリシャ語は〈pathema〉というが、この語の意味は「苦しみ（を受けていること）」である。この語には、ヨーロッパ語の中に多数の類縁語がある。ラテン語化された後で、英語に入って〈passion〉が生まれる。この語からは、誰もが「情熱」というような訳語を思い浮かべるだろうが、英語で大文字化して〈Passion〉と書けば判るように、キリストの「受難」を指す言葉にもなる。つまり、本来の「苦しみ」あるいは「受苦」をも意味する言葉である。福音書の、キリストの受難の場面をテクストに作曲された、例えばバッハの『マタイ受難曲』は、ドイツ語で〈Matthaeus

Passion〉という。「受ける」の意味だけが掬い上げられると〈passive〉、つまり文法用語の「受け身」にもなることは、どなたもお判りだろう。

〈pathema〉に由来する英語の〈patient〉は、「患者」、「病人」を指すが、これも本来は「苦しみを受けている人」であり、また「苦しみに只管《ひたすら》耐えている」という意味から、「忍耐強い」のような意味が派生する。〈sympathy〉といえば〈sym〉が、ギリシャ語で「一緒に」（よく知られた「シンフォニー」〈symphony〉は「音を共にする」意である）であるから「苦しみを朋にする」意味を表す。同じ意味のラテン語系の単語には〈compassion〉があるある（ギリシャ語の〈sym〉に相当するラテン語の接頭語は〈com〉であり、この派生語は〈community〉など、ヨーロッパ語には多数見つかる）。

日本語でも「ペーソス」と片仮名書きして使われる〈pathos〉は、ヨーロッパ語でも、「悲哀感」を表す一般用語であると同時に、日本語でも「パトス」と書く場合がそうであるように、哲学や社会学の術語でもある。恒常的に人間の判断や行動を支配する、あるいはある社会に共有されている行動習慣である「エートス」（ethos）に対して、偶発的、激発的に行動を左右する「情念」の如きものを指す術語として使われる。

医学用語では

〈pathema〉に由来する医学用語となると、これは山ほどある。英語だけで考えても、〈pathology〉といえば「病理学」、〈pathography〉は「病跡学」（精神医学で、一人の人間の精神医学的な病気の歴史と、芸術的な、あるいは社会的な創造行為との関係などを辿る学問）、〈pathogenic〉は「病因となる」（〈gene〉は「遺伝子」などが示すように、「物事の元になる」の意味）の意味だし、〈pathognomy〉は「診断学」（〈gnom〉はギリシャ語の「判断」、「意見」などの意）などなど。また後置されても、〈homeopathy〉と、その対語である〈allopathy〉というのは、ある症状に類似の症状を起こさせることで、元の症状を緩和するのが前者、その逆に、反対の症状を起こさせることで治療法とするのが後者である。〈osteopathy〉というのは聞き慣れないかもしれないが、〈oste〉というのが「骨」を意味する語（ギリシャ語）に由来する語なので、整骨療法（整体術に近い）という意味が生じる。これらの語では〈-pathy〉が「病気を治癒する療法」に転化して使われていることになる。ギリシャ語の〈pathema〉という語が、如何にヨーロッパ社会のなかで、重要な役割を果たしてきたか、が偲ばれるだろう

〈pathema〉を離れて、もう少し言葉の詮索を続けてみる。病気の一般的な英語は〈disease〉である。この語の成り立ちは、「安らぎ」とか「くつろぎ」などの意味を持つ

〈ease〉に、否定的な接頭語である〈dis〉が付されたものである。つまり「病気」とは「安らぎの失われた状態」である。そして、そのこと自体は、全くその通りだとしか言えないだろう。

結局、こうした考察が示すのは、「病い」とは、「人間が苦しみに見舞われる」ことの総体を指す概念であった、ということになる。ちなみに漢語では、「やまいだれ」の付く字の、ほとんどすべてが、病気に関わることになるが、「やまいだれ」は、人が苦しみに耐えて、床几《しょうぎ》に倚りかかる様を描いた象形に由来するという。

ここでは、そうした問題意識から派生する幾つかの問題を、主題的に扱うことにしよう。

病院内の死

日本社会における死の社会相が変わったことの一つは、圧倒的に院内死になったことだろう。私自身の経験でいえば、一九五四（昭和二十九）年暮れに父親は、自宅で亡くなり、清拭から、綿詰めなどの処置も、高校三年生だった私は、母親を手伝って行った覚えがある。母方の祖母は、直接の同居ではなく、隣家で生活していたが、一九六四年にやはり自宅で亡くなっている。しかし、一九九九（平成十一）年の姉の死は、病院内であり、死後の処置（今は「エンゼル・ケア」と呼ぶようだが、これは和製のカタカナ語だろう、英語には〈embalmment〉

という語があるが、この概念は、もともとは香りの高い香油を注ぐことであり、できるだけ腐敗を防いで、遺体を美しい化粧を施したまま長く保たせること、場合によってはミイラとすることを主眼としており、死後遺体を短時間のうちに火葬にすることを基本とする現代日本の場合とは、少し意味が違うようだ）は、すべて病院側で施してもらった。二〇一一年の母の死の場合は、自宅での死であったが、死後の処置は、やはりケア・マネジャーを中心とする医療関係者の手で行われた。誕生も含めて、人間の出発点と終点は、ほぼ自宅内で行われていた状況からの、日本社会の劇的な転換は、一九七〇年代半ばではなかったか。

厚生労働省の「人口動態調査」によると、自宅死と院内死の割合がほぼ拮抗するのが、一九七五（昭和五十）年、この年を境に、経年変化を示す両者の描く曲線（むしろ直線だが）は、完全なX状をなしている。現在では自宅死は一〇パーセント強、院内死が八五パーセント弱程度となっている。因みにこれとちょうど反対の数値が見られるのは、一九五一（昭和二十六）年のことである。もっとも、ここ数年院内死の右肩上がりに、僅かながら陰りが見え、自宅死と思われる死に、多少の復調が感じられるのは、留意すべき現象かもしれない。一面から見れば、滞院日数を減らす、という現在の厚生行政上の施策に伴って、高齢者のための養護施設という機能が、病院から剝奪されつつあることを示している、とも解釈できる現象だからである。

それはともかく、少なくとも私の世代が子供の頃は、病院というのは、避けるべき場所だった。病人を収容するところだから、なるべくは行きたくないのは当然だが、それ以上に、病院の社会的イメージは、良くなかった。「避病院」という言葉は、一部の重篤な感染症患者を隔離・収容する場所だったから、すべての病院がそう呼ばれていたわけでは勿論ないが、その言葉のイメージは病院全体にも多少ともついて回った、と言えば、多少はその感覚が判るかもしれない。そもそも、病気になるということが、罪悪感とまでは言えなくとも、いささかの後ろめたさを伴っていたのも確かである。果たさなければならない社会における義務からの離脱、という、病気がもたらす純粋に社会的に不都合な結果に起因する後ろめたさでもあるが、さらに言えば一種の「倫理的」な負い目のような感覚が、病気になるということにはつきまとっていた点も見逃せない。実際ある種の病気は「天刑病」と呼ばれたりしたこともあり、病いは悪行に対しての因果応報的な結果である、という考え方さえ、なかったわけではない。

　家族が入院している、などということは、隠しておくに若《し》くはないことであり、そもそも「入院」ということ自体、今以上に非日常的な「大事」であった。その意味では、病院という概念そのものが、今では日常化したとも言えよう。

　現代社会では死が遠くなった、とはよく聞かれることだが、その意味は通常は、少子化、核家族化のなかで、身の回りの親族の死に出会えなくなったことを指すと考えられる。しかし、もう一つの意味は、このように、身近な人の死を、家族が直接処理する機会が、極端に少なくなったことにもあるように思われる。映画『おくりびと』（滝田洋二郎監督、二〇〇八年）が、強い印象を残した理由は、かつては、ごく普通に家族などで行われていた、火葬に付されるまでの遺体の始末・処理に、あらためて照明を当てたことと、しかも、それが今では「納棺師」として職業化されていることにあったのではないか。

社会の変化と死

かつて人間は、コレラやチフスなどの、消化器系の感染症で亡くなっていた（チフスのなかには消化器系でないものもあるが）。近代日本でも、一八七九（明治十二）年コレラでの死亡者は十万人を超えており、最も恐るべき疾患と考えられていた。また「疫痢」という言葉で表現される乳幼児の消化器系感染症は、極めて高い死亡率を記録し続けていた。例えば、一八九九（明治三十二）年の乳児の死亡（一〇〇〇人比）は一五四、一九二〇（大正九）年には一六六という数字を記録している（現在は二・一）。もちろんそのすべてが疫痢ではないし、消化器系感染症が死因であるわけでさえもないが、乳幼児にもっとも恐れられた病気が疫痢であったことは間違いがない（なお「疫痢」の本態については、赤痢菌によるものとされてはいるが、乳幼児に特別な病態を示す理由などは、今日でも必ずしも明らかではない)。

その後上水道など、社会インフラの整備が進むと、主たる感染症の主役は肺結核を主とする呼吸器系のそれに移った(もちろん結核は肺疾患ばかりではないが)。結核が死亡理由の一位になったのは、一九三五(昭和十)年であって、一九五一(昭和二十六)年に脳血管系の疾患(脳梗塞、脳溢血など)に一位を譲るまで、十五年間首位にあった。結核は、主として若年層を蝕む性格のもので、それがために、当時の平均余命は驚くほど低かったのである(戦後すぐとはいえ、一九四七年の男性平均余命は五十歳、女性のそれは五十四歳であった)。織田信長が人生五十年と吟じたというが、まさに一九四七年に生まれた新生児が生き延びる平均年数は、ほぼ五十年であったわけだ。

その後、日本における平均余命の逓増は驚くべきもので、五年後には十年増、二十年後にもさらに十年増、現在では男性は八十歳、女性は八十七歳となっている。当然日本人が死亡する原因も、様変わりをして、現在では周知のように悪性腫瘍(癌)が首位を占めている。癌発症のメカニズムのなかに、身体の代謝や免疫のシステムの老化が含まれていることは、推測がつくが、その意味では、日本社会は、人間が、その生涯の中途で、細菌やウィルスの攻撃によって、いわば「理不尽に」命を奪われる状態から脱して、老化による様々な機能の

劣化によって、必然的な死、別の言い方をすれば「自然な死」に導かれる、という流れによ
うやくたどり着いた、という表現も可能になるだろう。

高齢社会の死

言い換えれば、高齢社会における死は、当然のことながら、ごく自然な出来事で、それに逆らうことが不自然である、とも言える。しかし、医療は、そうした状況下にも、疾病の予防と治癒、つまりは、患者の生命の保続に、最大限の力を尽くすことが求められる。もちろん、「自然」が許すヒトの寿命が、本来何年であるか、という点にも議論がある。百三十年程度、という試算もあるようだ。仮にそれが正しいとすれば、百三十歳までは、医療が介入しなければならない義務が生じると考えることもできるかもしれない。

いずれにしても、今生命を保続している人間が、それを延長したい、という願いを持つことは当然で、医療は現在も日夜、その願いに応えようと努力をしている。しかし、置かれた事情によっては、これ以上の生命の保続を望まない事例が、特に高齢社会では生まれてくることも、一面の真理であろう。そこには、単なる生命の保続が、むしろ本人にとって大きな心身の、あるいは魂の（スピリチュアルな）障害となる、という事態が生まれる可能性が高くなるからである。

世界保健機構（ＷＨＯ）の与える「健康」の定義に、「スピリチュアル」という要件が含まれるべきだ、という主張が根強い。医療は患者の生命をではなく、患者の「健康」を支えるものである、とすれば、逆説的だが、生命の保続が、当人の「スピリチュアルな健康」を著しく害しているとき、その状態を改善する最後の方法は、生命を終わらせることではないか、という考え方が生じるのも、非合理ではない。医療はそのような状況に、如何に応答すべきなのか。世界の先進圏の社会が一様に高齢化するにつれて、この問題が医療に突きつけられるようになった。もちろん、後で見るように、この問題は、実は必ずしも現代の高齢社会に特有であるわけではない。むしろ、医療がかなり長い歴史のなかで抱え込んできた厄介な問題であるとも言える。ただ、医療の背景において、暗々裏に処理されてきた事柄が、高齢化という社会の変化に伴って、公けの場面に否応なく、引き出されつつある、とも言えるだろう。

次の章では、その問題を主題的に考えることにしたい。

第四章
死の援助

死の援助

二十一世紀になって、死をめぐって、世界的に幾つかの注目すべき出来事が生じた。第一に、ヨーロッパの幾つかの国々と、アメリカの幾つかの州で、ＰＡＤという概念が公式に承認されたことである。ＰＡＤというのは、英語の〈Physician's Assistance of Death〉の省略形で、意味は、文字通りには「医師の幇助による死」である。日本語流に直せば「医師による自殺幇助」であろうか。ヨーロッパでは、アルバニアが最も早く自由化に踏み切ったとされるが、影響の大きさという点では、オランダが先鞭を付けた形となった。その影響は、ベネルックス三国の僚国、つまりベルギーとルクセンブルクも、この問題についてのオランダの法的整備をフォローした。同じことが、アメリカでは、オレゴン、モンタナ、ニューメキシコ、ワシントン、ヴァーモントの五州で容認されることになった。なお、ＰＡＤには、主体者としての「医師」が必須要素となっているが、「自殺幇助」という概念は、古くから議論されてきたことは、付け加えておく必要があろう。後に述べる第一次大戦直後のドイツの議論のなかでは、〈Sterbehilfe〉という言葉が使われている〈〈sterben〉は「死ぬ」ことであり、〈Hilfe〉は英語の〈help〉と同じである〉。

ＰＡＤは、本人の意志が十分確認できること、患者の容態が危機的で、治療の手段がないこと、複数の医師が同様の診断を下していること、設けられた委員会に報告すること、など、厳しい条件付きではあるが、医師が患者の求めに応じて、致死薬を与える（直接服用させるわけではない）ことで、それを利用して自死を行うのは、飽くまでも患者本人である。なおオランダの場合は、患者が終末期を迎えていることは、必須の条件とされていないことは注目される。

オランダでは、この問題をめぐって、現代に長い議論の歴史があった。発端は一九七一（昭和四十六）年に、ポストマという女性医師が、脳の障碍で七十八歳まで様々な苦痛と闘ってきた母親の度重なる自殺未遂の試みの末に、その懇請に負けて、モルフィネを投与して、安楽死させた事件である。当然嘱託殺人でポストマは起訴され、有罪となったが、執行猶予付きの禁固一週間という、形式的で極めて軽い刑であったことは、情状が酌量された結果であろう。

この事件を契機に、様々な規模、様々なレヴェルで、実行行為があり（あるいは明るみに出）、また議論が積み重ねられた。当初この行為に肯定的な一般世論は一〇パーセント台であったものが、二十世紀末の最終段階では、賛成が九〇パーセントを超えるまでになった。その間には、こうした問題に最も神経を尖らせる臨床医の団体、オランダ医師会が、賛同に廻ったことも、重要な転回点になった。この事件からちょうど三十年後の二〇〇一年に、議会はPADの容認を旨とする法律を制定したのである。なお、これに付随して、医師が致死薬を直接投与する、言わば真性の安楽死（日本では通常「積極的安楽死」という呼称が定着している）も認められることになった。

カレン事件

アメリカでも、現代に社会問題化した大きな事件が少なくとも二つあった。一つはこうした問題で常に、中心的に語られるカレン事件で、一九七五（昭和五十）年のことだった。カレンは当時二十歳の大学生で、コンパのために新調したドレスに合わせて、何日間か激しいダイエットをしていた上に、向神経薬とアルコールを摂取したため、コンパの席上深昏睡に陥り、搬送された病院では生命維持装置を付けて経過を見ることにした。しかし、長期間にわたって状態の改善が見られないことから、父親が生命維持装置を外すよう、病院側に要請したが、当然拒否されたので、裁判所に訴えた。結局ニュージャージー州の最高裁まで裁判は進み、裁判所は父親の訴えを認めた。最終審での裁判所は、まず本人の意志確認ができない事情を勘案し、父親をカレンの正当な代理人とした上で、父親の信仰に依拠した訴えを取り上げた。父親はカトリックの信徒で、かつて教皇ピウスⅫ世が一九五七年に発した公式書簡（アロクチオ）のなかに、「常軌を超えた治療方法」（extraordinary means of treatment）はとるべきではない、という意味の主張があることを、父親が訴えの中心においたことを、裁判所は評価したのである。

この事件には、複雑な後日談が伴う。最高裁の結論が出たにもかかわらず、当の病院は、ついに生命維持装置を外すことに同意しなかった。そこで、両親は、カレンを別の病院に転院させた上で、生命維持装置の取り外しを実行させた。最初の病院の態度に関して、逆に倫理上の批判が生じたのは自然なことだった。つまり、自分のやりたくないことを、他人（他機関）に押しつける、というのは倫理的に見て正当か、という批判が集中したのである。

他方、生命維持装置を外されたカレンは、それでも、十年目に肺炎で死亡するまで、自立呼吸で、九年間にわたって深昏睡のまま生き続けた。結果論だが、あの法廷闘争は何だったか、という思いもよぎる結末であった。

死刑の方法

アメリカでの、もう一つの瞠目すべき出来事は、キヴォキアン事件として知られる。キヴォキアンは病理学を修めた医師であった。彼の生涯は、ドン・キホーテ的な戦いの歴史とでもいうべきもので、ここに、彼の自著 Jack Kevorkian : *Prescription Medicide*——

The Goodness of Planned Death, 1991 Prometheus Books（邦訳『死を処方する』松田和也訳、青土社、一九九九年）を材料として、彼の考え方を少し詳しく見てみたい。宗教上の価値観が法律に影響を与えてきたことに対する極端な否定、攻撃を割り引いても（というのも、現代社会が完全に世俗的社会である、あるいは、あるべきである、という彼の主張は、現実にも、理念的にも誤っていると信ずるからだが）、やや詳しい紹介をするに足るものと思うからである。なお英文タイトル中の〈medicide〉という語は、「医療」を表す〈medi〉に、「殺す」という意味の〈-cide〉を加えた、著者であるキヴォキアンの造語で、訳書では「医殺」と訳されている。確かにそれが忠実な語義だが、著者がこの概念を普及したいと考えている点を考慮すれば、この訳語では、とても日本では広がるまいという思いがする。「医死」の方がまだましかもしれない。意味は、副題にもあるように、「医師の手でよく練られた患者の死」とでも表現したらよいか。

キヴォキアンは、当初アメリカで行われていた死刑の方法（人間の身体を良導体として、二千ボルトの電圧をかける、いわゆる「電気椅子」）の残虐さに注目した。彼も認めているように、電気椅子は本来、斬首や絞首、あるいは火刑のような死刑の方法のもつ残虐性を回避する目的で採用された方法である。しかし、結局のところ、それは「電気の剣による一撃」と、「火刑台の薪が放つ高熱」との二重苦でしかなかった、と彼は言う。

彼が代わりに推奨するのは、致死薬の投与という方法である。最初に使われるのは、チオペンタールという、通常の外科的手術にも常用されているバルビタール系の薬品で、注入後速やかに意識を失う。その後筋肉弛緩剤や塩化カリウムなどを追いかけて注射して、死刑囚を死に導く。

ちなみに、アメリカでは一九七二年に、連邦裁判所で、死刑の違憲判決が出て、全州で死刑制度は一旦廃止されたが、四年後の一九七六年の、条件付きながら合憲という逆転判決によって、かなりな数の州で、死刑制度が復活している。しかし、一九八〇年代前半では、キヴォキアンの提案はほとんど完全に無視されていた。

それから四半世紀経った今日（二〇一七年現在）、死刑制度を採用していない州は、アメリカ全土の四分の一程度であるが、死刑制度を認めている州のなかで、致死薬による死刑制度を取り入れていない州（処刑される囚人が選ぶことのできる選択肢の一つ、という場合も含めて）は皆無となっている。少なくとも、この点に関する限りは、あたかも常軌を逸した医師のように評されてきたキヴォキアンの、粘り強い主張は、完全に受け入れられたことになる。

医師による執行

キヴォキアンに戻ると、ここでもう一つ彼は重要な問題にぶつかる。チオペンタールはアルカリ性の強い薬剤で、誤って静脈以外の場所に注入されると、激しい苦痛や組織の損傷を引き起こす。従って、この注射は、本来こうした行為に習熟している医師の手によるべきではないか。つまり、誰もが、本来的には好むとは言えない死刑の執行人の役割を、医師が担わなければならないことになりはしないか。キヴォキアンがそれを容認しようとしたことが、彼を激しい論争、特に医療従事者の間の論争の嵐の中に投入することになった。

ここでは、医師は「殺人」という行為の執行者になるのだから、医師の側からの反発や反対が大きかったことは首肯できる。ただ、キヴォキアンの趣意は、あくまでも死刑囚の苦痛を、できる限り予防・軽減する、という点にあり、その点に関する限りでは、このような処置に医師が協力することは、医療の目的から外れているとは言い難いのも確かなことである。

またキヴォキアンの解釈によれば、死刑は単なる殺人とは違うという点も、考慮しなければならない。

殺人とは

先にも触れた〈-cide〉が「殺す」〈ラテン語の「殺す」を意味する〈caedo〉が源で、例えば日本でも、辞典などで頻用されてきた「コンサイス」〈concise〉は、同じ原語の派生語で、「簡略」などの意味だが、「余分なものを切り捨てる」からである）ことを意味するのは、〈genocide〉（民族レヴェルの大量殺戮）、〈suicide〉（自殺）や〈homicide〉（殺人）などの用語でも容易に判る。

そのほか、日本ではあまりお目にかからないが、「母親殺し」といえば〈matricide〉となり、そこで、当然〈patricide〉は「父親殺し」となる（〈mat〉、〈pat〉はラテン語の「母」、「父」の語幹である。〈frat〉は「兄弟」の語幹だから〈fratricide〉は字義通り「兄弟殺し」が原意だが、派生して「身内殺し」から「内乱」の意まである。〈regicide〉は、〈rex〉が「国王」だから、国王を弑逆することだが、イギリスでは大文字化して〈Regicides〉というと、チャールズI世の死刑に賛成した判事たちを、またフランスではルイXVI世を処刑した革命軍の人々を、それぞれ特定して表現することになる。事ほどさように〈cide〉と「死」の言葉の上でのつながりは深い。

ただ、英語での〈homicide〉は、確かに殺人ではあるが、英語で同じ「殺人」を意味する〈murder〉とも〈manslaughter〉とも、法律上異なる概念である。〈murder〉は「謀殺」と訳されることもあるように、予謀をもって、つまり殺意を前提に行われた行為であり、〈manslaughter〉は、激情に駆られてつい犯してしまったような行為（「故殺」と言われる）を指す。

ところが〈homicide〉は、殺人ではあっても、中立的で、犯罪にならないような、言い換えれば〈murder〉でも〈manslaughter〉でもないような殺人行為（例えば正当防衛、あるいは戦闘における行為など）も含んでいる。英米法では、犯罪となる殺人と、犯罪とはならない殺人とを区別する考え方が背景にあると考えられる。なお、日本では、旧刑法には、故殺と謀殺の区別が置かれていたが、現刑法には概念上の区別はなく、故意による殺人、つまり謀殺のみを「殺人罪」に定めている。

話を戻すと、キヴォキアンは、死刑執行は、〈homicide〉ではあっても、〈murder〉でも〈manslaughter〉でもない、と主張していると考えられる。だから医師がそれに関わることは、兵士が戦場で敵兵を「殺害」するのが、兵士としての使命の一つと考えられるのと同様に、医師の使命に基づく行為である、と彼は考えていることになる。さらに、彼は、死刑を執行するのは、執行吏ではなくて「法律」である、という論点も提出する。そして彼は、聖アウグスティヌスの次の言葉を引く。「国家の権力を仮託されたものが、死刑囚を殺す場合には、〈汝殺すなかれ〉の律法に抵触しない」。

死者の活用

こうしたキャンペインからキヴォキアンが得たもう一つの副産物は、医療技術の進歩の結果として、当時目立ち始めた臓器移植に関わる論点であった。死刑執行後、死刑囚の死体は、絞首刑の場合も、電気椅子の場合も、まして銃殺の場合も、損傷が甚だしい。しかし、薬殺の場合は、とりわけチオペンタールや塩化カリウムの場合は、ごく一部の部位を除けば、遺体はほぼ完全な形に保たれている。これを医療資源として活用しないのは、まことに勿体ない話ではないか。

そこで、キヴォキアンは、各州の監獄に死刑囚として収監されている人々に、事を分けて説明し、死刑執行後の遺体の取扱いついて、医療に役立てる旨の了解を得る努力を始めたのである。もとより、多くの法制当局は、こうしたネゴシエーションを始めること自体に、強い規制をかけ、実現したのはごく僅かであったが、この時の一種のキャンペインが、彼のその後の行動に大きな影響を与えたと思われる。

当然同僚の医師たちも、彼を非難、あるいは批判する側に立った。彼らは、「ヒポクラテスの誓い」を盾にとって、キヴォキアンに集中砲火を浴びせた。彼は、これに敢然と立ち向かう、彼らの倫理を「石器時代の倫理」と揶揄しながら。

国法によって死に定められた死刑囚の遺体を医学的に利用することと、堕胎や、中絶された胎児の臓器や生体生成物を利用すること、あるいは脳死と自らが判定した「生体」（三徴候死の立場から見れば）の臓器や生体生成物を利用することと、一体どちらが非倫理的というのか。キヴォキアンの挑戦は激しい。

自殺用装置の開発

一九八九（平成二）年『ニューイングランド医学雑誌』に画期的な論文が掲載された。シドニー・ワンザー（Sidney Wanzer）らによる「終末期（hopelessly）百十一人の患者に対する医療側の責任」と題し、こうした患者の自殺に医師が介助することは倫理に反するものではない、ということを主張するものであった。因みに、このグループは、ニューヨークにある「死の権利」委員会の委託によって招集された十二人の医師による特別諮問委員会で、その後も、繰り返し続報を発表し続けている。キヴォキアン自身、この報告にどれほど勇気づけられたか、と言っている。もう一つの情報が、キヴォキアンの背中を押した。それはオランダで、法的な最終決済はできていなかったにせよ、医師による安楽死を、非常に厳しい条件の下であるが、法的に咎めないという社会的な合意が成立した、というものであった。

彼はオランダを訪れ、実際にPADや安楽死を経験した医師たちにインタヴューも試みている。当時のアメリカでは、時にそうした出来事が表ざたになるが、司法の対応はまちまちだった、と彼は書いている。

このような前提に立った上で、キヴォキアンは、当初自殺願望の患者に、一酸化炭素の「入手法と使用法を助言する」ことにした。しかし、この方法は積極的な結果を生まなかった。そこで彼は「マーシトロン」（Mercitron）と名付けた自殺装置を自ら開発した。この装置は、一種の点滴装置で、自殺願望の人間が、この装置を装着し、第一段階のアクションで、生理的食塩水が注入される。本人が第二のアクションを起こすと、生理的食塩水はチオペンタールに変わる。その後は自動的に事が進み、最後は、塩化カリウムの注入によって、当事者は死に至る。塩化カリウムは、心停止を招く物質である。

ちなみに、命名の主幹になっている〈mercy〉は、ラテン語の「報酬」を原意とする言葉からの派生語で、現在は「慈悲」が、最も重要な意味である。「慈悲」は神が与える「報酬」あるいは「恩寵」と考えられた結果であろう。一つ付け加えるが、キヴォキアンの考え方の中心には、「（患者に対する）慈悲に基づく死」という理念があることは明らかだが、ヒトラーが一九三九（昭和十四）年に発した文書のなかで、「生きるに値しないような生命」を終わらせるのは、「慈悲（あるいは恩寵）の死」（Gnadentod）である、と述べていることに留意しておこう。

結局このマーシトロンは、アメリカで現時点では多くの州で行われている死刑執行のプロセスを、自動装置化したものと言うことができる。第一段階で、生理的食塩水を注入するのは、いつでも「引き返せる」という段階を設けることで、当人の覚悟の確認も含めた「準備」の意味があるのだろうが、もう一つ、すでに述べたように、次段階に用意されたチオペンタールは、注入し損なうと組織に激しい痛みを与える可能性があるため、注入針を正確に静脈内に挿入するまでは医師が行うことにし、そこまでは「無害」な行為であることを前提に、第二段階を本人の自由意志に任せるものとしたのである。

一九八九年自家製で造られたこの装置は、医療界の無視や反対の空気にもかかわらず、社会のごく一部の関心を引き始めた。何例か、適用を考える患者が現れ、それらのなかには、テレヴィジョンや週刊誌などでも報道されるようなケースも生まれた。徐々に希望者は増えていった。そして最初の適用例となったのは、身体的に決定的な末期状態ではないという点で、最適の人物ではなかったが、アルツハイマーで精神が崩壊する直前の、しかも自身の強い意向と決意、そして家族の十分な合意と協力とに支持された四十代の女性であった。この間の詳細な記録が、前掲訳書の三〇四頁以下に、本人の誓約書の写しも含めて記載されている。念のためにその誓約書の内容を以下に訳しておく（訳書では原文のまま）。

私は、以下の理由から、自らの命を絶つことを決意した。この決定は、徹底的に考え抜かれた末に、正常な精神状態の下で行われたものである。

私はアルツハイマー病に罹っており、これ以上病勢が進むことを望まない。私は、この恐ろしい病いの行き着く先の極度の苦しみを、自身にも家族にも、負わせるつもりはない。（前掲書三一四頁）

マーシトロンの「利点」

ＰＡＤに関しては、色々な方法が考えられる。オランダなどで行われている方法のなかには、何錠かの致死性の薬物を与える、というものもある。これは、文字通り、誰の手も借りることなく、当人だけが独りで実行できる、というある意味での利点がある。

しかし、この方法では、服用の途中で、むせたり、嘔吐したり、所要量を服用する前に、意識を失ったりして、結局は所期の目的を遂げることができず、いたずらに、苦痛を強いられ、さらには、生き残った上に、思いがけぬ障碍を負う羽目になることもある。

この点で、マーシトロンは、静脈に穿刺針を残置するまでは、必ず医師の援助があり、しかも、一旦ことが始まってからは、短時間に、かつ確実に決着が着くこと、さらに、最後まで医師が看取るために、当人の不安が軽減されること、などの「利点」を指摘することができる。もちろん、ここで「利点」というのは、自殺願望者の立場からみた限りでの話であることは、付け加えるまでもなかろう。

断罪

さて、その後、この装置は聞き伝えもあって、徐々に、しかし確実に普及した。ところがキヴォキアンが、ALS（筋萎縮性側索硬化症）の患者に使用した例をヴィデオにとり、テレヴィジョンで公開したことで、一挙に法律上の問題と化した。というのも、ALSの患者は、筋肉の麻痺で、この装置に関するアクションを自ら起こすことができないゆえに、キヴォキアン自身が、第一段階は当然としても、第二段階以後のすべての行為をも行っていたからであり、明白に嘱託殺人、もしくは自殺幇助に当たると思われたからである。キヴォキアンは当然起訴され、殺人罪で有罪判決を受け、服役し、医師免許も剝奪された。

しかし、こうした装置を販売することの違法性には疑義があり、実際に、利用者は百名を超えている。結局のところ、彼自身は、安楽死をも肯定する明確な「確信犯」的な存在であった。

宗教との関わり

こうした突出した事例を歴史のなかに刻むアメリカの一部が、キリスト教を基盤とする社会としては異例の、PADを率先して許容する挙に出たことは、それほど不思議ではない。

もとより、アメリカは信教の自由を認めつつも、現在でも社会習慣も含めて基本的にキリスト教社会である。もっとも、現代のアメリカ社会、特に東海岸の地域では、逆にその点で極めて神経質になっており（それに対する反発が、二〇一七年とうとう大統領に就任することになったトランプの、大統領候補時代の極端な言動にも反映されているように見える）、例えばミッション・スクールでの公的な式典などで、牧師が司式をする際にも、祭壇の十字架像などには白布が架けられ、市販されるクリスマス・カードの中身も、〈Merry Christmas〉ではなく、〈Season's Greetings〉に差し換え、クリスマス・トゥリーも「コミュニティ・トゥリー」と呼び変えて、社会全体が基底に持つキリスト教色を薄め、中立化しようとしている。これが、いわゆる「政治的な正当性」（political correctness）の、かなり厳密な適用の一例となるのだろう。

しかし、そのような配慮をしなければならないという事態そのものが、明確に表しているし、まさにキヴォキアンは、そのことに強く反発しているが、アメリカでの法的な判断の背後に、キリスト教の倫理観が陰に陽に反映されてきたことは間違いがない。

そのキリスト教では、永らく自殺を罪としてきた。ある時期、ある地域では、教会が、自殺者の葬儀を拒んだり、地域の正規の墓地への遺体の埋葬を禁じたりしたことさえある。極端な事例では、埋葬の際に、自殺者だけは首を切り落とす、という処遇さえあった。聖書や外典におけるイエスの言動をつぶさに検べても、自殺に対する否定的な見解を見出すことはできないように思われるが、その後、キリスト教の教義の確立に大きな力をもったアウグスティヌスやトマス（アクイナス）などは、確かに自殺を強く非難する言説を残している。そうした歴史的伝統を基盤に保つ社会が、あるいは少なくともその一部が、上に述べたような、自殺をある意味で容認する決断をするに至ったことは、やはり重要視する必要があるし、その背景にある医療事情にも、注意を払わなければならないと、私は信じる。

死ねない

背景的な医療事情のなかで、重要と思われる要素の一つは、院内死において、その「死」のプロセスを、人為的に、常に、ではないにしても、かなりな程度、引き延ばすことができるようになったところにある。下世話な言い方をすれば、患者はなかなか「死ねなく」なっているのだ。カレン事件はまさしくその点を象徴する事例であろう。もともと死は、時間的な点に訪れるものではなく、少なくとも生物学的、あるいは生理学的には、時間幅のある「プロセス」であることは間違いない。そのプロセスは、科学的知見に基づき、技術的な進歩に伴って、かなりな程度延引できる可能性が生まれてきており、院内死であれば、なおさらその可能性は高くなるのが道理であろう。

そうした事情から、日本にも尊厳死協会という団体があって、ここに登録するということは、いわゆる「リヴィング・ウィル」の意志表示をしたことになり、終末期において、少なくとも過剰で積極的な医療は差し控えて（英語では〈withholding〉と言う）貰うことが、一応可能になっている。いったん始めてしまった生命維持装置や医療処置を「停止」（英語では〈withdrawing〉と呼ぶ）するよりは、「差し控え」の方がむしろ実行しやすいのは、これもカレン事件が象徴的に教えてくれる。

しかし、幾つかの点で、リヴィング・ウィルがあっても、医療機関としてはそれをそのまま実行し難い事情が存在する。第一に、故河合隼雄氏が「遠い親戚症候群」と名付けられた状況が、しばしば発生する。終末期、例えばホスピスにあって、患者本人も、家族も、事態を理解して、積極的治療を控え、死への軟着陸へと準備が進んでいる場面に、平素は疎遠であった、あるいは実際に遠距離に居住していて、事情に詳らかでない親戚が、重篤な病いと聞きつけて、見舞いにくる。すると、ホスピスでは、苦痛を緩和する以外には、眼に見える形の具体的な治療がなされていない、という印象から、自分の知っているしかじかの病院では、この病気には他にないような優れた治療をしている、紹介するから是非そこへ、というようなアドヴァイスをする。

折角、本人も身近な家族も、死への道程に、静かに準備が整いかけている時のこうした介入は、善意のみであったとしてさえ、大きな動揺と、認めることのできない災いを招来することが多い。

第二には、身近な家族であっても、本人の「尊厳死」への決意を、そのまま受け入れることができない場合も決して少なくない、という点がある。特に終末期、本人の意識が薄れかけていて、確実な意志を認めることが難しいような状態のなかで、家族が積極的な医療行為を望めば、医療側がそれを拒否することはほとんど不可能で、本人のリヴィング・ウィルを結果的に履行できない、というケースも数多く見られることになる。さらに言えば、健康保険制度のなかで、「何もしない」で入院させておくことは、経済的にも大きな損失に繋がるし、制度的にも不都合が生じる。

しかも一般的に言えば、医療側は、医療倫理という立場からも、あるいは治療を怠っている、という非難を恐れることもあって、終末期であろうと、「無駄」であろうと、実施可能と考えられるすべての医療行為をやる、という姿勢をとるのが、日本社会における通例となっている。その方が、経済的にも潤う、という点もあるだろう。いずれにしても、確かに、水分さえ経口的にとれない状態の終末期の患者であろうと、経管栄養的な方法を施すことで、何日間かは、「生きている」状態を保持することはできる。さらに、身近な家族としては、一分でも長く、その生を倶にしたいと願うことも、決して理不尽なものではないだろう。

あるいは、周囲の思惑のなかには、当人がその数日間を生き永らえるか否かで、様々な場面での法的権利（相続、あるいは企業の代表権などなど）に、重要な変化が生じるから、などということも、ないとは言えないかもしれない。

しかし、冷たい言い方をすれば、そのどちらも、残された人々の利害ではあっても、死に行く人の利害とは、本質的に何の関係もない。

自己の裁量

上に述べてきたような、先進圏での、自死を巡る新しい動きには、少なくとも考慮すべき二つの論点が存在する。一つは自己決定権、あるいは自己の裁量権であり、もう一つは人間の尊厳である。

自分の運命は自分のものだ、だから、すべては自分の判断と行動によるべきである、生死も自分のものである以上、自分にすべての裁量権がある。こう言ってしまうと、それは違う、という意見が出てこよう。

近代市民社会の原理として、市民一人一人が、自立した個人であり、他者危害を避けるという原則に悖《もと》らない限り、個人には、自らの手で自らの運命を切り開く権利がある、と考えることは、ほとんど自明のこととされてきた。当然、その主張の裏には、そうした権利の施行に伴う「自己責任」も生じることになる。自己に関しては自己が裁量権を握っている、もしそうであれば、自己の死に関しても、自己の裁量権のなかにある、と考えて、どこがいけないか。

オランダでは、PADや安楽死の法的容認の後、安楽死やPADの適用例が、終末期の重篤な患者から、はるかに広がり、身体的に健康であっても、老いのために、自らの生の意味を実現する手段を失った（あるいは失うことを恐れる）人々へと拡大しているのが現状だが、そこでの合理化の基礎は、ほとんど常に「自己裁量権」であると伝えられている。

この原理そのものは、最大限尊重さるべきである、ということに異論は少なかろう。しかし、そのなかに本当に死も含まれるか、という点には、必ずしも一致した意見で統一されているわけではない。近代社会のモデルを、アトムとしての個人の寄せ集まりという形で描くのであればいざ知らず、人間同士の間の「相互連関」という面を無視しないのであれば、一人の人間の生死が、百パーセントその個人の所有に帰する、という考え方は、自ずから排除される可能性が強い。

それは単に、その個人が社会的コンテクストのなかで担ってきた役割が、死によって消失するから、つまり、社会の損失を生み出すからではない。より根源的な人間存在として、ヒトは、「人間」である限り、孤りであるわけではなく、「人の間」で初めて人間となり得るからである。つまり一人の人間の死は、繋がりのある何人かの人々の存在そのものに影響を及ぼす、と考えなければならないからである。もう一度言い換えれば、ある人間の生のすべてが、その人間の存立の内部に限定されているのでない以上、その死も、その人間の内部に限局さるべきものではないことになるからである。

愛の自殺

それは認めよう。だが、それを認めたら、自らの生死を、自らの判断に委ねることの是非が、解決されたと言えるわけではない。例えば、人間は、他者への愛のために、自らの生を犠牲にすることがある。仏教においては、まさしくそれが「慈悲」の行為であり、キリスト教においても、しばしばそれは肯定的に扱われる。そもそも、イエスの十字架上の死は、客観的状況に照らせば、避けることができ、逃れることができたなかで、自ら選ばれたものであった。すべての人々の罪の身代わりとなる、とキリストの刑死を解釈すれば、これほどの「愛の自己犠牲」は、人類史上見当たらないし、それはイエスの自己選択の結果であった。実際福音書によれば、イエスは、裁判に引き立てられる前の晩、ゲッセマネで、血を流す思いで神に祈った際、できることなら、この「苦き杯」（予想される十字架上の死）を避けさせて下さい、とさえ祈っている。脱線を許して頂けば、神学者のなかには、この一事をもって、イエスは神の求めに逆らう思いを抱いたとし、イエスもまた人間として、罪を犯した、と考える人もある。

それはともかく、無論、このイエスの事例は、極めて特殊な性格のもので、普遍化できるものではないが、ユダヤ人収容所で、死処に赴く人の身代わりなった神父や、洞爺丸事故に際して、自らを犠牲にして救命具を他人に譲ったと称される宣教師など、そうした自己犠牲の事例は、キリスト教の文脈のなかでも決して少なくはない。

つまり通常は自死を認めないキリスト教内部であっても、他者への愛が、自己の生命の維持に優先するという場合には、「自死」とは認めず、人間同士の間に存在する「愛」の行為とすることによって、容認するどころか、賞賛の対象としてきたのである。その意味では、自死の倫理上の否定は、カントが望んだような、絶対的な定言命法を構成せず、条件次第では肯定もされる可能性を残した、仮言命法でしかないことになろう。もちろんカントは、倫理学において、そういう問題の立て方自体を否定しようとしたのだから、ここでカントを引き合いに出すのは、適切ではないとも言えるだろうが。

ただいずれにしても、この場合、一人の人間の死が、それ以外の人間の生と、のっぴきならないまでに関わっていることが示されているわけで、「慈悲」あるいはそれに基づく倫理的価値如何という問題を除いても、人間の死が当人だけが関わるものではないことの、一つの証左になるかもしれない。

他方、仏教では、自死を極端に排除する姿勢は希薄である。特に「慈悲」の行為として、他者への愛が動機の場合には、むしろ最も尊重すべき価値と考えられるし、穢土への煩悩を捨てて、自ら食を絶ち、祈りのうちに寂滅へと進む行為も、最も高い徳と見なされることがある。もちろん現代社会においては、仏教者も、自死を肯定する言説を普及することは控えるだろうが。

先のキヴォキアンの自殺幇助の最初の事例でも、本人の遺書に近い誓約書では、自分がひどい状態に陥ったときに、家族に経済的、社会的、そして精神的苦痛を負わせることを望まない、という「愛」の根拠を見出すことは容易だろう。多かれ少なかれ、こうした決断が、予想される自分の苦しみから逃避するという、単なる逃避的、消極的な自己愛的な根拠ではなく、あるいは、それとともに、家族や他者への「愛」が存在していることは、ほとんど確実である。

尊厳という概念

自殺容認のもう一つの中心的な理念は、「尊厳死」という概念だろう。先に触れた、一九七六（昭和五十一）年に設立された日本の「尊厳死協会」も、もともとは「安楽死協会」という名称であったものが、安楽死法制化運動の行き詰まりもあって、耳当りの良い「尊厳死協会」に一九八三（昭和五十八）年に名称替えしている。なお、尊厳死は英語では〈death with dignity〉と呼ばれている。

日本の尊厳死推進の中心となったのは、産婦人科医の太田典礼（一九〇〇〜一九八五）で、もともとはサンガー夫人の産児制限運動に共感し、日本での人工中絶の推進に力を注ぎ、戦後直ぐに日本共産党から立候補、落選したが、その後日本社会党から立候補して当選、衆議院議員として、加藤シヅエ（一八九七〜二〇〇一）、同じく医師で社会党議員の福田昌子（一九一二〜一九七五）と協力して「優生保護法」の立法化を達成する。その後、安楽死推進運動に切り替えたのはよいが、高齢者、障碍者などの人権を無視するような過激な発言を繰り返したために（例えば、太田典礼『死はタブーか』人間の科学社、一九八二年、など）、今日でも、尊厳死運動には、激しい批判、反発がある。例えば、生命倫理関係の研究者として知られる小松美彦は、その論著のなかで繰り返し、太田の言説を強い批判の対象として引用している（例えば、山口研一郎編『国策と犠牲』社会評論社、一九一四年、中の小松の論稿「医療政策としての脳死・尊厳死」など）。

一例を挙げれば、人間を、健常な「人間」と、健常さを欠く「半人間」に分け、後者の尊重が、前者の働きを妨げる足枷になることは許されない、などとする太田の言説は、先駆者としての自負もあったろうし、世間の耳目を惹くための、敢えて偽悪的な戦略の色合いが強かったと思うが、それがむしろその後の安楽死推進運動の大きな障害となってきた点は否めない。

本来人間の尊厳〈ラテン語の〈dignitas〉、英語の〈dignity〉〉という概念は、人間が存在するだけで自ずからそこに認めなければならない固有の価値として、ヨーロッパ中世からルネサンス期に、例えばピコ・デッラ・ミランドラ（一四六三〜九四）らの手で提唱され始めた。また近代において、例えばカントは、むしろ「人間の尊厳」は、価値的な議論を超えた「絶対的な」概念として認めるべきだ、と捉えた。近代市民社会の根幹をなす概念と考えたからであろう（例えばカント『道徳形而上学の基礎づけ』宇都宮芳明訳、以文社、新装版、二〇〇四年）。

しかし、人間が人間として存在する様態がどのようであれば、その人間の尊厳が保たれ、どのようであれば尊厳が失われるか、という問題は、カントの言うように、絶対的かつ定言的であると言い切ったからといって、それで解決されたわけではない。文化によっても、時代によっても、あるいは個人によってさえ、異なる解釈や、様々な判断があり得る、というのが実情だろう。

そうだとすると、尊厳という概念を前提にして、しかるべき手順に従って、一つの倫理を構築することはできるとしても、それをもって社会の普遍的法理と定めようとするには、いささかの困難を認めざるを得ない。

法理の世界では

では法的な次元では、実態はどのようなものなのか。ある意味では、歴史上最も問題が大きくなった第一次大戦直後のドイツに例をとってみよう。

ドイツには非常に重要な先駆的な議論があったのである。通常それはナチの優生思想や、ユダヤ人抹殺計画と結びつき易いために、あまり触れられることなく過ごされてきた傾向があるが、幸い邦訳(K・ビンディンク、A・ホッヘ『「生きるに値しない命」とは誰のことか』森下直貴・佐野誠訳、窓社、二〇〇一年)もあることだし、振り返っておく価値があるように思われる。この書物は一九二〇年(ということは、第一次世界大戦敗戦直後であるが、ドイツではまだヒトラーは、バイエルン革命後、労働者党のメンバーに加えられて、活躍を始めたころで、全く無名の人物に過ぎなかった)に出版された小著で、あまり十分な検討抜きに、ヒトラーの思想の基礎を作った書物の一つと解されてきた。邦訳では、そうした経緯も含めて、後半に訳者たちの詳細なテキスト・クリティークと、解説が付されているので、関心の向きは参照されることをお勧めする。

なおビンディンク（Karl Binding, 1841～1920）は当時高名な法哲学者、ホッヘ（Alfred Hoche, 1865～1943）は精神医学を修めた医師で、フロイト理論などの普及にも力を尽くした人物であった。因みにホッヘの妻はユダヤ系であった。なお原題は、直訳すれば「生きる価値のない生命の抹殺の自由化。その基準と形態」（Die Freigabe der Vernichtung lebensunwertem Lebens. Ihr Mass und ihre Form）となっており、〈Freigabe〉は「解除」、「解放」、あるいは「公けに認める」といった意味の言葉である。つまり「生命の抹殺」は本来的に禁止されているが、どのような基準に基づき、どのような形でなら、公けに許されるのか、という点を論じる、という点が、主意であることが判る。

冒頭ビンディンクは、人間は自らに与えられた人間としての使命を果たすべき存在であり、「人間は自らの生に関して生まれながらの主権者である」と宣言する。そして以下に重要な文章を続ける。

法は、しかし、生きる中で各人にのしかかる重荷に応じた忍耐力を割り振るような力を持たない。ただし、自らの生に対する主権者であるという思想を尖鋭に表現して、自分の生を終わりにする自由を各人に承認することはできる。（中略）今日ではおそらく、ほんのわずかの遅れた国々を例外として、先の自由は再び完全に回復され、将来にわた

って異論のない財産となるであろう。(上掲書、一〇頁)

ここで「再び」とか「回復」という言葉が使われているのは、著者によれば、ある種の怪しげなキリスト教的解釈が、人間本来の「権利」であったはずのこの考え方を、長く捻じ曲げてきた、という判断が反映されているからである。つまり著者は、自らの生から死までに対する裁量権は、単に近代市民社会の原理というよりも、より根源的な人間存在本来の姿に発するものと解釈しているように見える。これほど明確に自殺の合法性を主張した文章は、現在でも希少の部類に入るかもしれない。

次の問題は、第三者が、自殺しようとする人の手助けができるか、ということになる。第二章で、著者は言う。「第三者による殺害のうちで、私の知る限りこれまで刑事訴追されなかったのは、いわゆる安楽死の実行だけである」。つまり、それまでにも、ドイツでは「安楽死」に関して訴追を免れた例が複数あったことが判る。

安楽死に関して

ビンディンクは、長期にわたって続く激しい苦痛の挙句に、結局は迎えなければならない死に代わるべき、苦痛のない方法として、医師もしくはその介助者の手で与えられる致死量のモルフィネ注射、という表現で、安楽死の問題を提起する。

そして、その行為は「法的な意味での殺人行為」では断じてないのであり、最終的に最早除去できなくなった死の原因の、単なる変更に過ぎない、と判断する。いや、むしろ、「患者に対して限りない安らぎに満ちた結果をもたらすはずの治療」でさえあるのだと主張する。したがって、こうした行為に関する限り、法的な（殺人の）免責条項も不要であり、「問題にすらなり得ない」というのが、ビンディンクの見解である。

さらに、この場合には、患者の同意さえも不可欠ではない、と見なされている。こうしたことが起こり得るのは、患者が苦痛に苛まれて正常な意識を保てなくなっているか、あるいはそうした苦痛の除去のために鎮痛剤を処方されて意識が低下した状態にあるのかが、ほとんどであるから、実際に「同意」を得ることは難しい、ということも考慮さるべきだ、と彼は主張する。なお、この行為は、医師以外の第三者の場合にも、同じ考え方が適用されると付け加えている。

ただし、長期の麻痺が発生し、回復が難しく、患者が長期に不便や不幸を忍ばなければならないような場面（ただし、死が時間的に差し迫っているわけではない状態）で、患者の同意に基づいて、モルフィネを注射する行為は、「正真正銘の生命の短縮」であるから、法的な免除が定められなければ、不法なものと考えなければならない、と彼は言う。

安楽死の拡張

そこから先に、ある意味ではナチの政策にも影響を与えたという、問題の考え方が展開される。その中心は次の表現に見て取れる。

生命を存続させることが、その担い手自身にとっても、社会にとっても、一切の持続的価値を失ってしまったような、人間の生命というものがあろうか。(同書、三六頁、ごく一部改変)

そして、こうした言い方が引き起こすであろうおぞましさや、不当性の訴えを暫時控えて、想像せよ、と迫る。戦場で有為な若者たちの死体が累々と横たわっている、あるいは鉱山の事故で優れた労働者たちが一瞬に多数命を失う。そういう状況を一方に置き、他方に、ただ生きているだけに過ぎないような重度の精神障碍者が、国家が用意する施設で手厚い介護を受けている状況を置いて、真っ当な秤のあり方はどのようであるべきか、考えてみようではないか。

労働力や忍耐や財を、我々はしばしばまったくどこまでも浪費しながら、生きるに値しない命を長らくも、自然がなんら憐みをかけることなくゆっくりと、存続の最後の可能性を奪い取るまで、支え続けていることか。（同書、わずかに読み易く改変）

つまり、ここでは、絶望的な苦痛を「苦しむ個人」への「慈悲」や「恩寵」としての「殺害」を、「殺人」ではないとして容認したが、「生きるに値しない人の命」を人為的に短縮することもまた、その人への「慈悲」であり、かつまた、「その人のために苦しむ社会」への「恩寵」でもある、という形で拡張されていることになる。

これが、法律家の法理論として展開されているところに、私たちはある種の驚きを感じざるを得ないが、後半では、医師であるホッヘが、重度の精神障碍者をも扱う精神医学者としての立場から、この見解にそれなりの支持を与えている。ただし、先にも書いた通り、彼の妻はユダヤ系であり、彼自身ナチス時代には、大学の職を奪われ、また身内に生命を絶たれた人が何人かいたこともあって、ナチスの障碍者抹殺運動に加担していないことは、付け加えておくべきだろう。

いずれにせよ、このようにあからさまに断言されると、少なくとも現在の私たちは、激しい反発と否定の意志を表明せざるを得ないが、例えば「社会の被る苦しみ」を一体どこまで、続け、あるいは増大させればよいのか、という議論を、広くは「大きな政府」対「小さな政府」論、具体的には社会福祉政策論、あるいは医療経済学などの領域で、全くタブーにはできない状況にあることもまた、率直に認めなければならないのである。対立する複数の価値の間隙をどう埋めればよいのか、ここでは結論は控えるが、この一九二〇年にドイツで発表された小さな書物が持つ意味は、ナチズムと一緒に葬り去るだけではすまないことを示唆している。

ナチズムにおける安楽死

確かにナチズムのなかで展開される人間抹殺の様態は、通常の神経が耐えられないような場面を生み出している。ユダヤ民族の抹殺計画はもとより、精神障碍者が子孫を残せないようにする強制断種法、あるいは重度の身体・精神障碍者の安楽死政策などなど、どれ一つをとっても、国家を代表する政策実行者が政策として立案し、実行したという一事は、人類史上の汚点とも見なさるべきものであろう。

しかし、ヒトラーと安楽死政策の結びつきは、少なくともその初めにおいて、決してモンスター性（常軌を逸した非人間性）を持っていたわけではない。むしろ、その出発点では、重度の障碍に苦しむ愛児を安楽死させたいと願う両親の、必死の嘆願の書簡を受け取ったヒトラーが、その両親の苦衷を慮って、言わば「慈悲」あるいは「愛」の動機から、安楽死の合法化に舵を切ったと言われている。

そうであるがゆえに、私たちの判断は揺れ動くのでもある。出発点はむしろ慈悲であり、愛であり、良き人間性の動機付けの下で行われることも、法的な整備が行われ、合法化の名の下で、社会のなかで、事が日常化したときに、時にそれは筆舌に尽くし難いほどの「非人間性」を導くことがある、という見事な先例を、ナチズムが作ったからである。その意味でも、ナチズムは、人類史上犯すべからざる罪を残したといえるだろう。

現在の日本の法理では

われわれの社会を例にとって考えてみると、これほど踏み込んだ議論には到達せず、ある意味では矛盾をそのまま受け入れながら、何とか事を収めているといった状況にある。日本の刑法上自殺に関わる罪としては、「自殺教唆」、「自殺幇助」、「嘱託殺人」、および「承諾殺人」の四種がある（刑法二〇二条、自殺関与及び同意殺人の項に纏められている）。通常の理解では、自殺そのものは罪とは定められていないにもかかわらず、つまり自殺という行為は「不法」な行為ではない（少なくとも、犯罪ではない）とされるにもかかわらず、それを他人が「勧め」たり、「手助けをし」たりするのは、教唆もしくは幇助の罪に相当するというのである。刑法六一条では「人を教唆して犯罪を実行させた者には、正犯の刑を科する」

とある。しかし、自殺が「犯罪」とされないのであれば、刑法のこの教唆罪の件りが、自殺

教唆に適用されるというのは、論理的には成り立たないはずである。

他方、自殺は違法な行為である、という解釈がないわけではない。違法な行為ではあるが

（ただし刑法には、自殺を違法とする規定は一切ない）、本人が死亡し、また本人の意志に基

づく行為であるがゆえに、責任が阻却される、あるいは可罰性（処罰の対象になるほどの違

法性）はない、と考えるのである。しかし、この考え方にも、問題がないわけではない。例

えば「未遂」の場合には、本人が死亡していないのだから、その限りにおいては、責任を問

える余地は残るはずであるが、自殺未遂も、それ自体としては犯罪を構成しないと考えられ

ている。また、他の犯罪であれば、被疑者死亡の場合でも、犯罪は構成される（被疑者死亡

のまま送検ということもまま起こる）。

結局、自殺が本人の意志に基づく、という一点に依拠して、違法性を阻却できる、という

理屈立てになる。つまり、自殺は原理的には違法だが、法律の適用上その違法性は阻却でき

る、という解釈になる。しかし、この解釈は、一応筋が通っているように見えるが、もしそ

うであるなら、二〇二条において、あるいは他の条項において、自殺は違法な行為である旨

の条文があってしかるべきことにならないか。

つまり日本国の刑法においては、例えば自殺教唆は、通常の教唆罪のスコープのなかで扱うべき問題ではなくなって、自殺関与あるいは同意殺人という特殊な事例に対してのみ、六一条との整合性を欠いていることを承知の上で、独立に構成されていると考えられる。幇助などに関しても、同じような状態にあると言ってよいだろう。

さらに、自殺関与が犯罪を構成するとする際の法的利益が、自殺者の生命の保護以外にはないことを考えれば、もともと、本人が自分の生命の保続の意志を放棄したのが自殺である以上、「誰の利益か」という問題は残るので、最終的には矛盾は解消されていない、と言わざるを得ないだろう。なお、上に述べたことは、殺人罪のみならず、刑法二〇四条の傷害罪についても、ほとんど完全に当てはまる。同条の、「人の身体を障害した者は」、という際の「人」とは、殺人の場合の客体と同じく「他人」であって、自傷行為は犯罪を構成しない、とされていることになる。

また、殺人罪（刑法一九九条）適用の客体は「人」であって、その始期は胎児が母体から一部露出した時点を指すことが、判例として示されている。ただ、この点に関しては、民法第三条第一項に、権利享有の時点を「完全なる母体からの分離」と定めている点も考慮して、完全露出時を以て定めるべきだ、という対立意見もある。つまり殺人罪を構成する客体として、母体から露出しかかっている存在は、認められるのか、認められないのか。下世話に言えば、半分露出しかかっている存在は、人間なのか、胎児なのか、必ずしも判然としない、曖昧な状態におかれていることになる。脱線するが、民法では、相続権や損害賠償権に関しては、胎児は「みなし人間」とされる、と考えられており、刑法でも、例えば自動車事故を起こし、死亡した相手の乗客が妊婦であったとすると、一件の過失致死と、一件の過失「堕胎」(?)として扱われるのではなく、二件の過失致死という扱いになるだろう。

この殺人罪と自殺関与の罪との間に、客体が同じ「人」(他人)であるにもかかわらず、定められた量刑に大きな開きがあることは、殺人行為のイニシアティヴを誰が持つか、という点に配慮がなされていることを裏付けている。言い換えれば、そこでは暗々裏に自殺が法的な「悪」と見なされないという姿勢が垣間見える、と言うことができよう。煎じ詰めれば、法的な場面では、自殺の「善悪」は、あるいは「違法・適法」は、矛盾の縁を綱渡りするような状況にあるように思われる。

医師の立場

この章の最初で、患者の死は医療の敗北と考えられる、と書いた。従って、患者の死を促すような行為は、本来的に、自らの使命に背き、医師としての職業の根幹を揺るがしかねないものと考えるのが、当然のことではあろう。実際、その前提がないとしたら、患者はおいそれと、自らの運命を医師に預けることなどできないことになるだろう。では医師は、常に患者の「死」と戦っているのだろうか。当然イエスという答えはあるだろう。しかし、別の考え方をする可能性はないだろうか、

話を戻すと、すでに見たように、英語の「病気」を表す言葉は〈disease〉であり、したがって、「病気」とは〈ease〉が否定されること、ということになる。つまり、「安楽な状態が失われていること」であった。そこで、もし医師の戦う相手が「患者の死」ではなく、「患者の病気」つまりは〈disease〉であるとすると（そして、その仮定は決して不都合でも非常識でもないはずである）、医師は患者の「安楽でない状態」と戦い、患者をその状態から救い出すことが、最優先の目標である、と考えることができる。そう考えれば、ＰＡＤや積極的安楽死が、医の倫理に悖ると一方的に決めつける必要はなくなる、という考え方にも一理があることになる。

オランダの現実

アメリカでの事例として、カレン事件とキヴォキアン事件については、すでにかなり詳細に触れたが、ヨーロッパと日本における現代の幾つかの事例を、簡単に振り返ってみよう。

一九七一（昭和四十六）年オランダで起こったポストマ事件についても、すでに簡単に述べ

てはいるが、ＰＡＤの解禁にも大きな影響を与えた出来事であり、日本の判例との比較、対照としても、教訓的なので、特に事後処理という点に記述を絞って、もう一度おさらいをしておきたい。ポストマは女性医師で、母親が脳疾患で日常生活において、極めて劣悪な状態を忍ばねばならず、苦痛のあまり度々自殺を図り、娘に死なせて欲しいと繰り返し懇願していた。ポストマは、できる限りの対応を積み重ねた上で、とうとう母親の懇願を容れ、致死量のモルフィネを注射して、死に至らしめた、という事件である。この事件は、介護を担当していた当事者からの告訴で明るみに出、訴因は嘱託殺人となり、二年後の判決では、禁固一週間、執行猶予一年という形式刑であった。また、この際、次の四項が充足されていれば、犯罪を構成しない、という旨の文言が判決に加えられていた。

① 病気の回復が全く見込めないこと
② 患者に耐え難い苦痛があること
③ 患者に明確な自死の要求があること
④ ①、②に関して、複数の医師の判断があること

ポストマ事件の裁判所は、こうした見解を示した上で、この事件では、とりわけ④が充足されていないことを根拠に、一応有罪と認めた形となった。この事例は、当事者が医師であって、致死薬を入手することに問題がなく、また「被害者」に相当する人物が最も近い肉親

であったこと、という二つの条件が重なった、特異なケースとも考えられるが、基本的な構造はむしろ一般的な性格のものである。

現在オランダでは、上の判例に基づき、次のような公的な了解が浸透している。第一に、「患者の苦しみ」を医師が認定するに当たっては、医学的な基盤に基づく「不調」(身体的・精神的)が認定される必要はあるが、病状の客観的な重篤さは問題にならず、患者自身の主観的な訴えが基礎にならなければならない。第二に、「患者の自死の要求」は完全な自発性が確認できれば、書面による必要はなく、口頭で十分である。第三に、患者の要請は長期にわたって持続的になされたものである必要はない。つまり要請と実行の間が極めて短期である場合も許される。

こうした前提の下で、医師は、患者の要請が十分な考慮の下で完全な自発性をもって行われていることが確信できること、患者の訴える苦しみが耐えがたいもので、かつそこから解放される望みがないことが確信できること、を条件とし、さらに、上の二点を患者に十分に説明し、患者の陥っている状態から解放するための(死以外の)代替策が存在しないという結論を、患者とともに共有することができ、かつセカンド・オピニオンを求められた医師が、その結論に同調し、共有することを確認する、という点が満足されることが求められている。

ナチズム経験をしたドイツでは

ナチズムの記憶が残るドイツでは、生命倫理的な問題に関して、非常に厳しい姿勢をとってきた。「胚保護法」とでも言うべき法律を制定している点や、ES細胞の樹立に関する議会決定（輸入株を使った研究は容認するが、自国内での新しい樹立は認めない）などが、その実例として目立っている。しかし、そのドイツでも、安楽死や自殺幇助に関しては、勿論長年の激しい社会的論議の果ての結果ではあるが、新しい動きが見られる。その一つが刑法のなかに新しく制定された「業としての自殺幇助行為を罰することの可能性を巡る条項」であろう。その簡略化された骨子は、「業として自殺幇助を行った場合は、罪刑を定めるが、自殺希求者の家族（あるいは「近親関係にある」＝〈nahestehen〉者）の場合はこれに当たらない」というものである。

もともとドイツでは、積極的安楽死に相当する「嘱託殺人」に関しては、別に刑法において罪刑が定められている。しかし、自殺幇助に関しては、自殺が罪（刑法上の）でない以上、その幇助行為も罪とするわけにはいかない、という考え方に基づいて、罪刑は定められてこなかった。この点は、日本の刑法に関して述べた法的矛盾は、最初から存在しなかったと言ってよいだろう。

いずれにしても、ドイツでは、最近自殺幇助に関しては、法的にかなり緩やかな解釈が施されるようになったことが判る。

日本の判例

日本において、すでに情報が共有されている事例を二つ挙げよう。一つは、医師の介在しない事例である。一九六二（昭和三十七）年中京地区で起こったこの事件は、農業を営むZさんの父親が、永らく脳疾患を患い、食事から排便まで、すべて人手を借りなければならない状態である上に、苦痛が甚だしく、長男であるZさんに、死なせてくれと、懇願を繰り返していた。思い余ったZさんは、結局農薬を使って、父親を死に至らしめた。嘱託殺人で起訴され、名古屋高裁は、訴因において有罪を認めたが、言い渡された量刑は懲役一年、執行猶予三年というものであった。刑法上、嘱託殺人に関しては、六ヶ月以上七年以下という量刑が定められていることを考えれば、判決は、情状酌量の上での、形式的な性格に近いと判断できる。なお、この高裁判決には、以下の六項目が充足される場合には、安楽死（嘱託殺人）の問責を免除できる、という意味の文言が加えられていた。

① 不治の病であり、死期が迫っていること
② 苦痛が見るに忍びないほど激しいこと
③ 専ら死苦の緩和という目的のみのために行われること

④　患者の意識が明瞭で、その真摯な嘱託もしくは承諾が認められること
⑤　原則は医師の手によるべきこと、医師に依らない場合には、十分な理由が存在すること
⑥　倫理的に妥当な方法によること

そして、現下の事例は、これらのすべての項目に、完全な充足が認められないがゆえに、有罪とする、という判断を示した。

この判決は、これら六項目が完全に充足されている場合には、嘱託殺人も承諾殺人も成立しないことを示しているように受け止められるが、しかし、この判例一つで、日本の法制度のなかで、ある種の安楽死が解禁された、とみることはできない、というのが、一般の見解であるようだ。この点は次の事例にも当てはまる。

こちらは、医師が直接関与した事例で、一九九一（平成三）年東海大学附属病院で起こった。多発性骨髄腫が重篤な段階になり、昏睡状態が続く男性の妻や長男から、「楽にして欲しい」という懇請を繰り返し受けた主治医が、当初延命装置の取り外しなどの処置を講じ、更なる懇請を受けて、鎮静剤などを常量の倍ほど与えたが、それでも苦しそうな状態が続くので、塩酸ベラパミル製剤を、これも倍量投与した。これは心疾患に使われる薬剤だが、同時に心不全、意識混濁などの副作用で知られる。この段階でのこの処置は、殺人の罪科の成

立に不可欠な「殺意」、すなわち患者の死を目的とした行為と認定するための、重要な裏付けと考えられることになった。それでも、患者の様子に著変（この場合は、死亡の兆候の意味である）がないので、医師は見かねて、塩化カリウムを注射し、ようやく患者を死に至らしめることができた。

立件された際の訴因は、本人の意志確認がなされないままに行われた行為なので、同意殺人にはならず、単なる殺人罪となった。横浜地裁の判断は、訴因に関して有罪で、懲役二年、執行猶予三年というものであった。被告側は控訴しなかったので、この判決は確定した。刑法に定められた殺人罪の罪刑は、死刑、無期もしくは五年以上の懲役となっていて、付記のような形で、情状酌量によっては、より軽い刑を科するも可能、とされているから、この判決は、訴因に照らして考えれば、情状酌量による例外的に軽いものと考えられる。

つまり、司法の判断も、こうした行為に、法的には対応せざるを得ないとしても、しかし情状という点では、できるだけ理解を示そうとしているように思われる。

ただ、上の二例でも判る通り、裁判所は、しかじかの条件が全て満足されたときには、犯罪への責任が免除される、というような判断を述べている。では、こうした判例を基に、指摘されている条件が全て満足されている場合に、直ちに安楽死、あるいは自殺幇助、嘱託殺人などが解禁されている、とみなすことができるのだろうか。論理上は、そう考えてもおかしくないはずだが、専門家の意見は、一般に否定的である。つまり、判決におけるこうした条件の列挙は、当該の案件に関して、「有罪」とする根拠を述べたに止まり、それらの諸条件が満足されたときには「無罪」である、という判断まで下しているわけではない、というのである。

医療を離れた場面で

こうした論点に絡んで、留意しなければならないことがある。医療と直接的な関係はないともいえるが、そのことを知らされたときに受けた衝撃は、今も私の中に残っている。分娩時の障碍で脳性まひになったY氏が、伴侶を得て男の子に恵まれた。息子は父親Y氏にとてもなついて成長する。二人の間は、通常の親子以上に親愛に満ちている。しかし、あるとき、新聞紙上で、ある母親が、重度の障碍を持つ子供の成育に疲れ果て、殺してしまった事件の裁判で、その母親が情状酌量の結果、形式的な量刑で済まされたという記事を読んだときに、卒然と感じたことがあるという。それは、いずれ自分は、今これほど近くにいる息子に「殺される」、という可能性であり、そのとき息子は、情状酌量されて、軽い刑で済むのだな、という思いだった。このときのY氏の心中は、複雑であったに違いない。一方には、自分を殺しても、息子はひどく罰せられることはないのだ、という安堵があり、もう一方には、自分は、愛する息子にさえ殺される可能性のある存在なのだ、という思いがあっただろう。

重度の障碍者を子供に持つ親が、自分が死ぬときは、介助の支えを失った子供を後に残すに忍びず、その子供を殺す、というような思いを抱くことはままあると言われる。もし実行に移された場合、こうした行為もまた一種の「慈悲殺」であるということになり得る。

現実に、障碍のある相手の介護に疲れた親が子供を、子供が親を、夫が妻を、妻が夫を、殺すというケースが、新聞紙上に伝えられるのが目立つ昨今である。しかし、動機は「慈悲」であれ、障碍を持つということで、生きることを拒まれる、ということに繋がりかねないこうした事態を、軽々に許すことはできないはずであろう。

終末期の患者の自殺や、その幇助、あるいは嘱託・同意殺人に対する法的・社会的な禁制が緩和されたとき、終末期の患者の自発的な事例とは直接関わりのない、このような場合にも、大きな影響を与えるかもしれない。そうした可能性にも、思いを巡らせなければならないという点で、ことは確かに極めて微妙である。

暫定的な結論

さらに、ＰＡＤや安楽死の法制化に対する根強い反対として、その推進が国家政策としての医療費削減の問題と結びついている、という論点がある。すでに原理的な問題は、ビンデインクの所論の紹介に当たって述べておいたが、すこし具体的に考えてみる。確かに、死へのプロセスを歩みつつある患者が、自らの意志に反して、病院のベッドを長期にわたって占領し、医師・看護師や医療装置などの医療資源（あまり好ましい表現ではないが）を「浪費」していることが、他の緊急を要する患者の権利を侵害しているという言い方にも、一面の真理はあり、また日本社会全体としてみたときに、そうした状態の積み重ねが、医療費の「無駄な」高騰を招いている、という主張も、頭から無視してしまうことのできない面を持っている。

他方、権力の側にない、弱い立場の一人一人の人権の侵害に対して、常に留意しなければならないのも確かで、とりわけ、医療場面では、患者は本質的に弱者である点を考慮すれば、こうした国家政策上の、あるいは経済政策を優先的に考えた議論が、最終的には病いに苦しむ一人一人の患者にとって、その存在を賭けた現場である医療の本質に対する重大な攻撃と見なされる、ということの重要性は、これも決して否定することができない。

この非常にデリケートな問題に、一方的な決着をつけることは難しい。日本の医療現場では、折衷案的な解決として、次章に述べるような「終末期鎮静」という方法を編み出している、というのが現実である。それについては、独立して扱うことにする。

これまでの考察のなかで、キヴォキアンの事例を、異例とも言えるほど具《つぶさ》に紹介したのは、少なくとも彼の発想やキャンペインの背後にある動機には、上に触れたような医療費絡みの国家政策や、経済性の問題は、一切含まれていなかったことに気付いて貰いたかったからである。そこが、ビンディンクの発想とは根本的に異なる点に留意してほしい。

そして、少なくともその面に限っていえば、一見過激、あるいは異様に思える判断と行動のなかに、現代のわれわれがどうしても考えておかねばならない問題が存在している、ということだけは確かなことであると考える。

もっとも、キヴォキアンが敢えて公的な空間に持ち出した、あるいは、持ち出さねばならぬ、と考えた、このような事象は、これまで日本社会のなかでも、水面下では、自然なこととして行われてきたのでもある。医師であった私の父親は、「六つの眼以下ならば」という表現を使っていた。つまり、信頼の絆で結ばれた関与者が三人、つまり患者本人、医師、そしてそこに全面的に関わるもう一人（家族かもしれないし、看護師かもしれないが）までであれば、医師が患者の最後の苦しみを長引かせないために、それなりの処置を施すことは、医療場面では決して稀ではなく行われてきたし、それで問題は生じなかった、という意味の表現であった。

私も長い間、それでよいのでは、と信じてきた。しかし、現代社会では、事情が少し異なってきていることも、考慮しなければならない。すでに繰り返し述べてきたように、現代ではかなりの割合で、病院内で患者は死を迎える。ということは「六つ」以上の眼に晒される可能性は、従来よりははるかに高くなっている。現に、すでに触れた東海大学附属病院の場合は、関わったスタッフの一人が、医師を告発している。このような状況下に、真摯で周到な準備に基づいて行われる「慈悲殺」とでも言うべき行為が、少なくとも法的に守られるべきであり、そのために、ある程度は公的な空間の中での、社会的合意が必要なのでは、という思いが強くなってきている。そこに「愛」が働いていることは決定的に重要だが。

と同時に、こうした問題には、よく「滑り坂」現象（slippery slope）と呼ばれる現象がある。つまり公的、あるいは法的な縛りがなくなると、歯止めの効かないような拡張解釈が起こる、という意味だろう。すでにオランダの現状について触れたように、安楽死やＰＡＤの実行対象は、重篤な病いと苦痛に悩む患者にとどまらず、通常の意味では「健康な」自殺願望者にまで広がっている。オランダで年間に報告される（つまり「正当な手続きの下で」行われる）「安楽死者」の数だけで、現在では五千人を超えるという（三井美奈読売新聞記者の報告を参考にした）。

こうした点も考慮すると、公的、法的な決定にはよほど慎重な姿勢が必要である、という思いも合わせ捨てきれないことを付け加えておきたい。

第五章

終末期鎮静

誤解が生じることを承知で書けば、日本において、事実上安楽死に相当する医療行為として、終末期鎮静という概念がある。その問題を考えるために、改めて、安楽死の問題の整理から始めてみたい。

半世紀前の映画

昔、と言ってももう半世紀以上前のことになる。アンドレ・カイヤットの監督した『裁きは終わりぬ』という映画を見た。日本で公開されたのは一九五四（昭和二十九）年だったはずだ。深刻な映画だったし、その頃は、医師としての自分の未来像を捨ててはいなかったから、内容は克明に覚えている。社会派監督によるフランス映画らしく、安楽死という厄介な問題を、正面から扱った作品であった。七人の陪審員が、くじ引きのような形で選ばれる。なかには、証拠の品である「被害者」（と呼ぶべきか、問題はあるが）の最後のレントゲン写真を手渡されても、上下さえ判らない農民もいる。安楽死を実行した被告は、「被害者」の永年の愛人で、高い教育を受けた理性的なインテリ女性であり、証言する態度も極めて理知的、受け取り方によっては冷たい、陪審員の同情を惹き難いような印象を与える。「被害者」は癌の末期であり、巨額の遺産を被告に遺した、という設定である。

法廷場面の冒頭に、二人の医師が呼ばれる。一人は、如何にも善人ぶった人物で、「被害者」には未だ命を長らえる十分な未来があった、そのうちには、よりよい治療法が見つかる可能性も捨て切れない、奇跡だっておこらないとは言い切れない、と証言する。もう一人の医師は、病状はもはや絶望的な状態であったと断言する。そして、残された医療行為はモルフィネを与え続けること、それも少しずつ量を増すことしかなかった、と証言する。その量を何処まで増すか、という裁判長の問いに、その医師は表情を歪めながら、それは陪審員が決めることだ、と述べた上で、しかし、自分なら安楽死はさせない、と言う。医師の立場に立つとして、という含みあっての発言である。そして、あるいは、しかし、「患者を愛する被告にとっては、モルフィネを与えること以上に何も出来ない医学が耐えられなかった」のだろう、と付け加える。つまり医師としての立場を守りながら、被告は、「被害者」を心から愛する一人の「人間」として、愛の行為を行ったのだ、と述べていると見なせる。一方で、「人間の命を左右できるのは、神だけだ」というおきまりの台詞も、別の場面で現れる。

六十年以上前の映画であるが、開始後三十分足らずの間に、問題の根本は、こうしてすべて出尽くした感があると同時に、今も、問題にすべき論点は、全く変わっていないことに驚かされる。

『高瀬舟』

外国《とつくに》の映画でなくとも、日本にも鷗外の作品を映画化した『高瀬舟』（監督・冨樫森。他にも同じ小説を題材にした映画がある）が、安楽死をテーマにしている。あるいは、深沢七郎の二つの原作を土台にした今村昌平の映画『楢山節考』も、ある意味では安楽死のテーマに寄り添っていると解釈することもできる。もちろん、どちらも『裁きは終わりぬ』とは状況の設定は全く異なり、裁判や法廷とは縁のない話であるし、鷗外の作品に至っては、現代の文学評論の傾向からすれば、本来安楽死をテーマにしたものかどうか、という疑念さえ持ち得るようだ。映画でも、安楽死の問題とともに、というよりは、安楽死の問題よりも、主人公周辺の極貧の状態が主題として浮かび上がってくるような演出になっている。ただ、鷗外が安楽死に強い関心を抱いていたことは、自身の愛児である五歳の茉莉《マリ》を、安楽死させる瀬戸際に立たされた経験、あるいは、その弟不律《フリツ》の夭折が、実は安楽死であったと推測される資料があること、などから、間違いのないところだろう。

『楢山節考』の方は、親捨てが、一つのテーマであることは確かだが、それを「安楽死」と同日に論じられるかどうか。そこにも疑念はあり得るだろう。しかし、『高瀬舟』の原作は、中等教育の国語の教科書などでも扱われるほど、よく知られたものだから、内容には触れないが、鷗外が執筆の経緯を述べている「高瀬舟縁起」という小論のなかで、少なくとも自殺幇助および安楽死に関して言及している点は、見逃すことができない。少し長くなるが、彼の言葉を引用しておこう。

人を死なせて遣れば、即ち殺すと云ふことになる。どんな場合にも人を殺してはならない。（中略）しかしこれはさう容易に杓子定木で決してしまはれる問題ではない。こゝに病人があつて死に瀕して苦んでゐる。それを救ふ手段は全くない。（中略）こゝに麻酔薬を與へて好いか悪いかと云ふ疑が生ずるのである。其薬は、致死量でないにしても、薬を與へれば、多少死期を早くするかも知れない。それゆゑ遣らずに置いて苦ませてゐなくてはならない。従来の道徳は苦ませて置けと命じてゐる。しかし醫學社會には、これを非とする論がある。即ち死に瀕して苦むものがあつたら、樂に死なせて、其苦を救つて遣るが好いと云ふのである。これをユウタナジイといふ。（『鷗外全集』第十六巻、岩波書店、一九七三年、二三七頁）

この鷗外の言葉からは、医療・医学の世界では、安楽死は、絶対的に認められないものではない、むしろ自然な行為の一つと見なされ得る、という医学者に比較的ありがちな姿勢を見て取ることができる。

広い意味での安楽死に対する批判、ないし反対の理由は、背後にある宗教的、文化的な差異を捨象しても、国際的に広く根強い。それらはいくつもあるだろうし、前章でも多少関連する点には触れた。ただ、現代日本における、医療の立場からの理由の一つに、終末期鎮静の存在が関わっていると思われる。「終末期鎮静」と呼ばれる医療行為は、まさしく、映画『裁きは終わりぬ』（アンドレ・カイヤット監督、一九五〇年）で、第二の医師が言及する、モルフィネの連続投与（使用される薬剤の違いはともかくとして）にほかならない。その医師にとって、「被害者」の病状の場合、医療行為として唯一の手段である、苦痛除去のためのモルフィネの連続投与こそが、なし得る唯一の医療行為であり、それは結局は死という結末を迎えることになると認め、しかし、あるいはしかも、致死量を一挙に与えることは「自分ならしない」という医師としての立場を支える、最後の拠りどころを自分は捨てないと、考えているものと思われる。ここに想定される実に微妙な一線は、目に見えないほど細いとも、簡単には超えられないほど鞏固であるとも、両様に解釈できる。

そして、現在の医療の常識でも、終末期鎮静が最後の手段としてあるのだから、安楽死の許容は必要がない、と考えられている場合が多い。『裁きは終わりぬ』の裁判長は、モルフィネの量を増しながら連続投与することと、致死量を与える「殺人」とは全く違う、と断定的に言う。つまり、簡単には超えられない決定的な一線がある、という立場だろう。しかし、果たしてそう言い切れるのか、その点は検討に値する問題である。

緩和医療

終末期鎮静の問題に入る前に、緩和医療（通称「緩和ケア」）について数言を費やしておこう。二〇一二（平成二十四）年の閣議決定で定められた「がん対策推進基本計画」の一環で、癌と診断されたときから、治療と同時に患者およびその家族に対して行われるべき、心身両面にわたる支援というのが、緩和ケアの位置づけである。したがって、緩和ケアは、本来は終末期の患者に対してのみ、考えられているものではない。しかし、専門的な訓練を受けた医師および看護集団によって行われる緩和ケアの実態は、癌患者の終末期にフォーカスが当てられていることも事実である。

一般の病院でも、特別に緩和ケア病棟が付設されることもあり、あるいは初めから独立の施設として設けられていることもある。後者は通常ホスピスと呼ばれる。ホスピス〈hospice〉の語源を辿れば、ラテン語の〈hospes〉つまり「客」という語に至ると考えてよい。英語の〈hospital〉や〈hospitality〉も、ほとんどラテン語に同型の言葉が存在するように、本来は「客」に関連した語である。客をもてなす側を「ホスト」（host）というのも同語源であり、さらに、あまり芳しい語ではないが、「人質」を〈hostage〉というのも、源は同じである。中世では、巡礼などに赴く人々の世話を、道々に存在する教会が行ったために、多くは教会付の宿泊施設を意味した。当然「ホテル」という語もそこから派生した。ただ、そうした「世話」のなかには、病気に罹った人の看病も含まれていたために、これらの言葉のなかで、〈hospital〉は「病院」だけを意味するようになり、特にイギリスでは、末期患者や貧困で病院にかかれないような人々を収容する施設を特定して〈hospice〉と呼ぶようになったらしい。

緩和医療の一つとしての終末期鎮静

終末期鎮静とは、事の性質上、現在の日本社会でも、あまり世間で広く話題にされることなく、医療の現場でひっそりと行われている出来事と言えるが、後に詳しく見るとして、おおざっぱな定義は、次のようなものである。生命の終焉というぎりぎりの状態に追い込まれた患者が、激しい苦痛を訴える状況下において、十分な説明を果たした上での本人の同意（インフォームド・コンセント）を得、また患者の家族もまた已むを得ないと納得した、という条件が整った場合、医師は、苦痛の除去を主目的として、しかし、生に戻ることを期待しない（あるいは、し得ない）質と量の「鎮静剤」を連続的に投与する。それが、終末期鎮静である。多くの場合、患者には、そのまま一両日または数日のうちに死が訪れる。

こうした処置は、広くは緩和医療（緩和ケア＝palliative care）という概念のなかで論じられている。なお〈palliative〉という英単語は、もともとはラテン語の「覆う」あるいは「被う」という意味の動詞〈palliare〉を語源としており、「弥縫的な」、「一時凌ぎの」といった意味にも使われる形容詞である。

しかし、世界保健機構（WHO）によれば、緩和ケアとは、「患者や家族が、生命を脅かす疾患による諸問題に直面するに当たって、苦痛や、その他身体的、心理的、社会的、あるいはスピリチュアルな問題を、早い時期に発見し、適切な評価および処置を施すことによって、苦しみの予防および緩和を図り、患者のQOLの改善を目指す」行為として定義されている（http://www.who.int/cancer/palliative/definition/ からの私訳）。ここでは、患者が死の直前まで追い詰められた「終末期」を前提にした行為である、という印象は薄い。むしろ、そうなる前に、よりよき生の実現のために、早目に講じるべき対策、というニュアンスが強い。もちろん、終末期鎮静は、緩和ケアの下位概念であって、緩和ケア一般が、消極的安楽死に近いと断ずることは不当であろう。しかし、単なる緩和ケアならば、医療行為の一部として、問題に立てること自体無意味なほど当然の行為である。例えば抜歯のような、比較的単純な侵襲であってさえ、苦痛を予め予防するために、先ず表面麻酔剤を塗布し、その後注射で局所麻酔剤を注入する。極端なことを言えば、それも、緩和ケアの先の定義には当てはまるから、その一部と言えるだろう。

無論、現代医療で考えられている「緩和ケア」という概念は、はるかに、専門的で特別の意味を与えられている。それは、制度的には、緩和ケアの特別な訓練を受けた専門医、精神科医、看護師、臨床心理士、薬剤師、ソシアルワーカー、作業療法士、理学療法士、栄養士らで組織されるチームが前提となって、特別に運営される環境のなかで行われる医療行為であり、内容的に主たる部分は、やはり終末期鎮静、あるいはそれに近い行為である。

特別に運営される環境としては、すでに述べたように、通常の医療機関に付設される特別病棟(緩和ケア病棟)と、独立の専門的施設、ホスピスとがある。それらは、法的にも規定があり、かつ健康保険の上でも、法的に支援されるべきものとされている。ただし、健康保険の適用となるのは、現在の日本では、癌とＨＩＶ感染症の患者だけに限られている。また独立の緩和ケア施設として認められている「ホスピス」の入所資格も、癌患者、およびＨＩＶ感染症患者のみとされている。

鎮静という概念

こうしたなかで、緩和処置としての「鎮静」という方法にも、当然程度に差が生じる。日本緩和医療学会の発表しているガイドライン(『苦痛緩和のための鎮静に関するガイドライン』二〇一〇年版、金原出版）によれば、「鎮静」の定義として、次の二つが与えられている。

① 患者の苦痛緩和を目的として、患者の意識を低下させる薬剤を投与すること。

② 患者の苦痛緩和のために薬剤によって意図せずに生じた意識の低下を、意図的に維持すること。

この定義では、先述のような術前の麻酔（特に局所麻酔）などは、「鎮静」には入らないことになる。何故なら、ここでの「鎮静」は、当事者の「意識の低下」が必須の前提条件になっているからである。さらに、これには但し書きがあって、意図せずに生じた意識の低下を、意図的に維持することも、鎮静のなかに含める、とされている。

余計なことかもしれないが、この但し書きは、些かの矛盾を含んでいる。「意図せずに生じた意識の低下」状態という条件では、その段階での患者の「納得」や「同意」が得られない、という場合があることを意味するからである（後に触れるように、患者やその家族の「インフォームド・コンセント」は、鎮静を実行する決定的な要件となっている）。以下に論じる「浅い」意識の低下状態ならばいざしらず、当初偶然の形で実現した（それが「意図せずに」の意味だろう）「深い」意識の低下状態（深昏睡）では、鎮静を望むなどの患者の意志確認もできないばかりか、そもそも苦痛があるか否かも、客観的に判断できないことさえあり得る。この但し書きによれば、その場合でも、論理的には「鎮静」があり得ることになり、当初に置かれた鎮静の前提条件と矛盾する可能性を排除できないように思われる。

鎮静の方法

また鎮静の方法または様式については、間欠的―持続的、深い―浅い、という枠組みで四つの象限が規定されている。「間欠的な方法」とは「一定期間、意識の低下をもたらしたあとに、薬剤を中止・減量して、意識の低下しない時間を確保する」とされ、「持続的方法」とは「中止する時期を予め定めずに、意識の低下を継続して維持する」と定義される。「浅い鎮静」とは、「言語的・非言語的コミュニケーションができる程度の、軽度の意識の低下をもたらす」もののことであり、「深い鎮静」は「言語的・非言語的コミュニケーションができないような、深い意識の低下（「昏睡」と呼んでもよいだろう）をもたらすもの」となっている。

これだけでは、ごく通常的な処置としても、鎮静があり得るような印象が生まれるが、このガイドラインでは、鎮静の実施のフローチャートが掲げられている。その最初に、いわば「鎮静」を実施する対象（客体）の定義と覚しき表現が現れる。「成人、治療の見込めない癌患者とその家族」とあり、付帯条件として、当該の対象が、緩和ケアの病棟におり、緩和ケアに習熟した医師の診察、助言を受けている、ということが付記されている。そしてこれらの諸条件が満たされない場合は、鎮静処置の対象から除外される、とある。つまり、鎮静は飽くまでも癌患者の終末期にのみ適用される処置として、最初から規定されていることになる。

ここでも余計なことを付け加えるが、このフローチャートは、先に引用したＷＨＯの定義とは、かなりずれた印象を与えるのではなかろうか。

話を戻すと、鎮静の持続的で深い方法の場合は、先に述べた終末期鎮静がそうであるように、周囲とのコミュニケーションの機会もないままに、死を迎えるまで、昏睡の状態を続けさせることになる。

「死」を目的とはしない？

しかし、大切な点は、通常は、死をもたらす直接の要因が、使用した鎮静剤にあるわけではない、とされるところにある。別の言い方をすれば、鎮静剤の使用が「生命の短縮」を招くことはない、とされている。なお、こうした場合に、最も広く使われる薬剤は、ミダゾラムのような、いわゆるＢＺＤ（ベンゾジアセピン）系のものと考えられている。ＢＺＤ（もしくはＢＺＤＰ）は、バルビタール系に代わる睡眠薬や精神安定剤として、日本でも一時期は、「コントール」や「バランス」という名で一般薬として市販されたが、多量服用による自殺などに使われ、また習慣性も指摘されるので、現在では麻薬扱いを受け、医師の処方がなければ使用できない。ミダゾラムは、一般に痙攣性の発作への対応や、内視鏡挿入時の苦痛の軽減、手術前の麻酔などにも、頻繁に使われる、比較的短時間作用型（つまり覚醒が容易である）の薬剤である。付け加えれば、不安の除去などの向神経薬としては、さらに新しい種類の薬剤が開発され、ＢＺＤ系薬剤の使用価値はやや下がっている。

終末期鎮静も含めて、緩和鎮静は、あくまでも患者の苦痛の除去ないしは緩和が目的であって、生命の短縮、あるいは、より歯に衣着せずに言えば、死を目的にした処置ではない（だから、安楽死ではない）、ということになる。前掲の日本のガイドラインでは、諸定義のページに、まことにさりげなく、「積極的安楽死とは、医師が患者の死をもたらすことを意図して、薬剤を投与することをもって生じる死」という一行がある。つまり、鎮静を行う「意図」は、「患者の死をもたらす」ことではないから、定義上明確に安楽死とは区別されている、と暗々裏に主張されていると思われる。また、もう一つの注目すべき文章は、「患者の死は、鎮静がうまく行われた結果として起こるものではない」というもので（同書、五七頁）、鎮静の結果、患者がそのまま死を迎えたとしても、それは「偶発的な」結果に過ぎないのであって、鎮静が当初より意図したものではないことが強調されている。刑法の殺人罪が、加害者側の殺意（つまり被害者の死を目的とした行為であること）が立証されて初めて成立するという点を思い出しておこう。

安楽死との関係

しかし、こうした概念規定は、別の面からみれば、直接医師が手を下す安楽死が、医師の心情に、極めて大きな負担と罪償感を負わせることを「緩和」するために、考え出された便法のようにも見えることとは、やはり免れないように思われる。実際、終末期鎮静の実施に関わった家族や医療者のなかには、結局は安楽死に手を貸した、という思いを捨てきれずに、深く悩む事例も少なくないという。実際前掲ガイドラインでも、安楽死という概念を扱う際には、必ず「積極的」という形容詞を付けて語っており、勘ぐれば、終末期鎮静は「消極的」安楽死とも解される、と考えられているのかもしれない。

特に、医師が、終末期の患者の苦痛のみならず、様々な振舞い（そのなかには、薬物による鎮静以外の物理的抑制、つまりベッドへの緊縛などしか打つ手がないような性質のものも含まれる）に耐えかね、疲弊困憊している家族の明示的、あるいは暗示的要請を容れて、あるいはそうした状態に同情の余り、鎮静に踏み切った場合に、つまり、患者の苦痛の緩和・除去よりも、家族の苦労の除去に、鎮静の目的が幾分なりと近づいている場合に、こうした罪償感が残り易いと言われる。

第四章で触れた東海大学附属病院で起きた事例では、最後は塩化カリウムが使われたが、こうした事例では、使う薬剤は異なっていても、持続的で深い鎮静処置は、結局は、患者の死を「エンド」とするまで鎮静処置を持続させるという意味で、幾分かは、嘱託殺人に近い行為に解される可能性が残るからである。

また、たとえ終末期鎮静（ほとんどの事例が「持続的で深い鎮静」となる）であっても、患者の「死への過程」（death ではなく dying）の時間がどのくらいになるかが、予めは判然としないことが、おそらく安楽死の場合と実際上異なる最大の点であると思われるが、この時間が当初の予想以上に長引くと（上掲書で報告されている事例報告では、平均が五日程度、最長は実に四十七日）、医療者側も、家族も、心理的に大きな不安、動揺に苛まれることになる。実際、家族からは「いったい、いつまでかかるんですか」というような問いも生まれてくるし、医療者側には、積極的安楽死に切り替える、という選択肢が魅力的に見えるような事態にもなりかねない。東海大学附属病院の安楽死事件でも、最後の段階では、まさしく、そのような状況であった。

むしろ安楽死の方が

医師の性格にもよるが、オランダのような安楽死が容認されているところでは、「だから」自分はむしろ最初から安楽死を選ぶ、という意見を述べる医師もあるという（シャボットあかね『安楽死を選ぶ』日本評論社、二〇一四年）。終末期鎮静の、この不安定な、また不確実な〈dying〉の時間は、患者と周囲とのコミュニケーションは完全に絶たれており、結局は「死が単に引き延ばされた状態」（たとえ、死に行く人に、身体的、精神的苦痛はないとしても）以外にはあまり意味がない、という受け止め方も生まれてくる。

そして、その間の家族や医療者など、周囲の人々の身体的・精神的苦痛（場合によっては経済的困難もあるかもしれない）は、ときに極限に達することもあるだろう。

それでも「鎮静」を選ぶ、というのは、やはり、医師にとっては、「積極的安楽死」は、ヒポクラテスの誓いに背く、反倫理的行為であるという強い自覚があるからだろう。それは医師の自己満足に過ぎないかもしれないにしても。

他方家族にとっても、たとえコミュニケーションはとれずとも、一分でも長く患者の「生きた」状態に接していたい、という思いがあることも、決して不自然ではない。がしかし、同時に、上に述べたように、心の葛藤があるにせよ、「いったい、いつまでこの宙ぶらりんの状態を続けなければならないのか」という問いもまた、自然な反応ではあろう。愛する者を長い看取りの上で失った者なら誰しも、相手の死への心底からの悲しみと同時に、しかし、もうこれで堪え忍んできた労苦も終わりなのだ、という「荷を下ろした」ような一筋の安堵感を経験するはずである。

医療者へのケア

オランダの事例ではあるが、患者の安楽死を選んだ医師が、常に重い拘りに塞がれ、ふと夜に目覚めて、発作的に、隣に眠る伴侶が生きていることを確認しようとする、などの報告もある（前掲書）。鎮静の場合ですら、日本のガイドラインでも、「医療スタッフに対するケア」という項目が特に設けられている。

そうした点で、多少救いになるのは、持続的で深い鎮静を選択した事例群が、同じような病状にあって、鎮静を選択しなかったコントロール群と比較して、生命の終わりにいたる時間に有意な差を示さなかった、という報告がある（上掲ガイドライン）ことではないか。つまり、持続的で深い鎮静が、患者の生命の終わりまでの時間を短縮するものではないということを示す証拠が、少なくとも、ないわけではないのである。

こうしてみると、一人の人間の死は、その人個人の出来事ではなく、家族はもとより、その人を看取る医療人の、人間としての「存在」にとっても、深く関わってくるものであることを、あらためて深く認識させられる。

安楽死願望の問題点

終末期鎮静も、安楽死願望も、要は「耐え難い苦痛」に対する処置であり、惧《おそ》れに由来する。これまでに触れなかった両者の間の相違点の一つは、問題の立つ「時間」にある。終末期鎮静が対象とする「耐え難い苦痛」は、時間の問題として捉えたときには、「現在」に立っている。しかし、安楽死願望を持つ人々のなかで、その相当部分は、「未来」に襲うと思われる「耐え難い苦痛」を問題としており、「現在」の苦痛ではない、と考えられる。前章で引用した、キヴォキアンの自殺装置の第一例となった女性の遺書（宣誓書）でも、その点ははっきりしている。こうした問題に好著を残したヘンディンは、次のように書いている。

自殺幇助や安楽死を望む人々の大部分（原文は〈vast majority〉）は、基本的には、現下の痛みや苦しみよりは、将来自分の身に起こってくると思われるものへの恐怖に動機づけられている。（H. Hendin, *Seduced by Death*, W. W. Norton & Co. 1998, p. 34.『操られる死』大沼安史・小笠原信之訳、時事通信社、二〇〇〇年）

この点は確かに見逃すことができない。「未来」にあるかもしれない災いを惧れて、それを回避するために、今命を絶つ、という形で、安楽死やＰＡＤを捉えたとき、それらへの願望は、必ずしも「合理的」とは見えなくなる可能性がある。実際ヘンディンは、この本のなかで、そうした惧れは、しばしば「鬱状態」（depression）に基づいており、場合によっては、精神医学的に治癒が可能であり、実際に治癒することがある、と書いている（ヘンディンは精神医学者である）。

もちろん、そうした可能性を最初から斥けることは、正しくないであろう。ただ、すべてのケースについて、そう言い切ってしまうことも、また、現実を見ないことになる可能性が生まれるのではないか。

だからこそ、なのだが、ことは終末期鎮静だけで済ませられるのか、終末期鎮静自体が、すでに消極的安楽死にほかならないのではないか。第三章二節で、少ししつこく「病い」という言葉について詮索をしてみた。そこでの結論は「病い」とは、「一人の人間が苦しみに見舞われている」ことであり、あるいは「その苦しみに耐えている」状態でもあった。そうだとすれば、医療の目的は、最も直截には「病んでいる人を苦しみから解放する」ことであり、言いかえれば、医療は「患者の死」と戦うのではなく、「患者の苦しみ」と戦うことである、という、ある意味では当たり前の、しかし、時に忘れられがちな解釈が、あらためて浮上する。だから、とここでせっかちに消極的・積極的安楽死を認めよ、と主張するつもりはないが、何故、かくも長い間、日本の公共社会のなかでは、問題にされずに放置されてきたのか、を問うことはできよう。私たちは冷静に、あらゆる角度から、議論を進め、少しでも建設的な方向に歩み始めなければならないのではないか。

第六章

生きるに値する命

神奈川県のやまゆり園という県立の養護施設で、二〇一六（平成二十八）年七月に起きた大量殺害事件は、社会全体に極めて大きな衝撃を与えた。容疑者が、当該施設の元被雇用者であったこと、また、精神的な問題があって、処置入院の経験者であったこと、被害者の多くが重度の障碍者であったこと、など特異な条件が重なったこともあって、容疑者の扱いはもとより、今後の対策についても、なかなか明確なイメージを確定できない状態にある。例えば、よりしっかりした施設を作り直す、という対案一つをとっても、反対の声も小さくない。そもそも、認知症など精神障碍のある患者を、施設に収容して、集中的に管理すること自体への、反対論も根強いからである。むしろ、社会、あるいはコミュニティ全体の中に包み込む形で対応すべきだ、という反論である。もっとも、こうした意見は、直接の当事者というよりは、一般論としての立場からの場合が多く、重度の障碍者の家族は、収容してくれる施設の恩恵に強く惹かれている、という点も無視できない。いずれにしても、この事件に介在する幾つかの重要な要素を考えることから始めてみよう。この点は第四章で考察した問題の、日本社会における突出した実例として、独立して扱うだけの価値がありそうである。

容疑者は狂気か

大量殺戮を犯したと認定されている容疑者は、すでに述べたように四年にわたって、当該の施設に勤務していた。彼は、就職前、大学生の頃から、少しずつ「常識的に健全な」生き方から外れ始め、刺青を入れたり、半ばやくざの集団と交際をもったりしたようだ。しかし、園を運営する法人が職員の募集をかけ、面接をした際には、「明朗で、将来伸びてくれる」可能性のある人材という評価があって、採用されたらしい。しかし、四年間の勤務状態は決して良好とは言えず、収容者への暴言や、不当な扱いなどが目立ち、上司からは何度か注意を受けていた。

もっとも、少なくとも自発的に、介護の仕事に応募して働き始めたのだから、介護業務に全く無関心であったわけではないだろう。働き口がなかなか見つからず、介護なら少々問題ありでも、特に若い男性なら率先して雇ってもらえる、そんな思惑も絶無では無かったかもしれない。いずれにしても、とにかく現場で働き始めた彼ではあったが、想像するに、現場の状況に自ら接すればするほど、彼の歪んだ心の中に形作られていった確信めいたものがあったのではなかろうか。少なくとも一部の被介護者のなかには、もはや「生きるに値しない」者がいる、という確信が。

無論、通常の考え方からすれば、とんでもない乱暴な意見に違いない。現代社会では誰もが、正当化するはずもない暴論である。しかし、彼がこのような確信に達したという推測には、少なくとも根拠はある。というのも、犯行に及ぶ前に、かつての同僚である職員たちを拘束してはいるが、彼らを殺すような気配は全く無かったし、また職員たちに、被介護者のなかで、コミュニケーションのとれる者は誰か、とれない者は誰かを、しきりに問い質《ただ》している、という事実もある。彼の心中では、コミュニケーションのとれる者、心の繋りのもてる者は、「まだ生きるに値する」存在であるし、そうでない者は「生きるに値しない」という、彼なりの合理性に基づいた「判断」基準があったことを意味する事実だからである。それ以前にも、立法府や行政府の幹部に、同様の趣旨を記した手紙を届けようとしたという経緯もある。従って、やまゆり園での行動が、少なくとも、単なる狂気による無差別殺人というような類いの行為とは、全く異質のものであったことだけは明白である。

改めて推測してみる。彼が介護の現場で積み重ねた経験が、まともに他者とのコミュニケーションがとれなくなった人間は、生きるに値しない、という結論を結ばせたと。そしてこの結論は、見かけほど乱暴でも、むちゃくちゃでもない、ある種の合理性に基づいている。つまり、彼の犯行を狂気として切り捨てることはできない、というのが、私の判断である。そのあたりを少し吟味してみよう。

例えば私たちは、脳死臓器移植に際しては、ドナーが人工的な生命維持装置に繋がれての話とは言え、その「身体」の、いわゆる「ヴァイタル」（心拍・血流・呼吸など）は維持され、生体反応があるにもかかわらず、もはや「意識はない」との判断を下して、臓器を取り出す操作を許している。直ちに反論があるだろう。脳死の判定に「もはや意識はない」という判断基準はないはずだ、と。確かに「脳波が平坦である」というような、いわゆる客観的な事象が、脳死判断の基準として採用されていることは事実である。しかし、どんな客観的な基準が土台にあったとしても、ドナーという人間に「意識（あるいは「心」）がない」と思えなかったら、とても、その「身体」から臓器を取り出すなどという処置が行えないことは明らかだろう。そして、意識があるかないか、を他人が判断する手段はもともと存在しないのである（この点は後に詳述しよう）。つまり「意識がなく、またその状態を回復させる手段もない」、と判断される人間は、もはや「生きる」価値はないと判断されていることになる、というのは強弁だろうか。

余計なことを付け加えると、日本国の刑法には「死体損壊罪」が規定されている（第一九〇条）。そこで、もし生命維持装置に繋がれている臓器提供候補者（ドナー）が、すでに死んでいると考えるのであれば、死者と判断された人間に「生命維持」装置を働かせている、ということと明白な矛盾を生み出す。同時に、この場合、少なくとも「脳死している」

と見なしていることは明らかだが、そうであれば、それは「死体」でなければならない。そして、再び、そうであるとすれば、ドナーの死体を切り開いて、その臓器を取り出す、という行為は、立派に「死体損壊罪」に相当することになる（死体損壊罪のなかには、死体の部分の「取得」も同罪を構成することが明記されている）。いわゆる「脳死法」では、この点での立法者の混乱が顕著で、「脳死したものの身体」という奇妙で持って回った言い回しと、率直・簡明な「死体」という言葉とが、混在して現れて、こうした矛盾を鮮やかに映し出している。いずれにせよ、脳死法が生かされるためには、刑法における死体損壊罪を免罪にする、という法的了解がどこかになくてはならないだろう。

もっとも、「脳死法」で、「意識」の有無には言及されていないのは、当然のことでもある。人間の意識の有無を客観的に判断することに合理的な根拠のないことは、すでにデカルトに発していると考えられる。

意識（こころ）の有無

デカルトは、『方法序説』において、有名な「我思う　ゆえに　我在り」のテーゼを公表した。疑えるものは最後まで疑って切り捨てよ、という徹底懐疑の方法を、自分自身に適用した挙げ句、身体としての自分さえ「疑う」ことはできても、「疑う」という意識活動をしている「我」の存在だけは、疑いを寄せ付けない形で、明晰・判明に保証できる、と断じた。この立論の確かさに、異論を挟むことは難しい。そこから彼は、一挙に人間一般に対する「心身二元論」を導き出す。つまり、人間は一般に、「心」と「身体」の二元性を備えた存在である、というのである。因みに、彼は、この点で他の動物と人間との間に厳然たる一線を引く（そこにはサルと比較して、「如何なる愚鈍な人間といえども」というような明確な表現も使われている）。しかし、この導出には、どう考えても明らかな飛躍がある。「我思うゆえに我在り」で、デカルトが立証し得たのは、「我の思い」である。つまり心身二元論は「我」において、言い換えれば第一人称単数において保証されただけである、二人称以上、例えば、デカルトにとって他者であるスウェーデンのクリスティナ女王（彼を宮廷に招いて、学問問答を繰り返した）や、親しい友M・メルセンヌの「思い」、彼らの「心」は、「我思うゆえに我在り」からは全く導出できないまま、置き去りにされているのである。この点は、日本語では、第一人称の「我は思う」と全く同じ形の、第三人称の「彼は思う」という表現が、少なくとも文法上は許されるので、はっきりしないが、よく知られたこのフレーズのラテン語版〈cogito ergo sum〉に移してみると、より明晰になる（『方法序説』の原典はフランス語で書かれているが、〈Je pense, donc je suis〉というフランス語でも同じことなのだが）。

デカルトが、「メルセンヌは思う」と言おうとすれば、もはや〈Mersenne cogito〉とは言えず、〈Mersenne cogitat〉（〈cogitat〉は「考える」という動詞の第三人称単数形）としか表現できない。そして〈Mersenne cogitat〉については、デカルトといえども、なんら明晰・判明に立証してはいないし、できるはずもないのである。メルセンヌを第一人称とする立場に立てば、メルセンヌもまた〈cogito ergo sum〉と言えるであろう、と推測することはできる。しかし、それは文字通り単なる推測であって、それ以上のものには絶対になり得ない。それは「私」という人間が、メルセンヌという人間になり得ないのと同じである。

しかも、この推測を行おうとすれば、決して「人間」としての他者だけではなく、デカルトが二元性を否定した飼い犬やネコ、あるいは植物、その他の他者にまで、推測の範囲を広げることを妨げる合理的根拠はないのである。『方法序説』では、人間と他の動物との越えることのできない較差を述べている所はあるが、仮にその議論を受け入れた場合でさえ、この第一人称以外の「心」の有無という問題は解決されるわけではない。そして「我」で確かとされた「心」を、「我」以外の他者に拡張して推定することを、私たちは「擬人主義」ということばで表現するが、厳密に考えれば、それは「擬人主義」ではなくて、「擬我主義」でしかなかったことになるだろう。デカルトの心身二元論が成り立つのは実は「我」のみだったからである。

行動主義における「こころ」

この点を最も忠実に引き受けたのは、アメリカの心理学者J・B・ワトソンであった。彼は「心」理学者でありながら、学問として「心」理一般を追求することを諦めたのである。人間が客観的に他者の心について語るとき、一体何をしているのだろうか。日本語の表現を考えてみることも一興である。例えば「彼は痛い」、「彼女は悲しい」という表現に違和感を持たない人はいないだろう。そう言いたいとき、私たちは必ず「彼は痛そうだ」、「彼女は悲しそうだ」と言うのである。他者の感覚や心について、確実なことは言えない、だから、推測的な補助用言である「そう」を付け加えるのである。

そうであるならば、いっそのこと他者の「心」を論じないでおく方法はないだろうか。例えば「彼女は悲しそうだ」という「推測」（臆断と言い換えても良い）の根拠となるのは何か。彼女が俯《うつむ》いて、肩を落とし、眉を顰《ひそ》め、涙を流し、嗚咽し……といった「振舞い」をしているのを観察できるからではないか。だとすれば、私が「彼女は悲しそうだ」と言うのは、「彼女は俯き、肩を落とし、眉を顰め……」という、一連の彼女の振舞いを私が見て取ったことの表現でしかないのではないか。

そこでワトソンは、「心」理学を、「振舞い」理学へと再構成したのである。他者の「心」は、あるかもしれない。しかし確実には証明できない。しかし、他者の振舞いは、第三者でも確実に観察することができる。そこで、在るとも無いとも言えない「他者の心」はブラックボックスにしまい込んでしまって、「振舞い」(行動＝behaviour)だけを考究する、それが、客観的、あるいは科学的「心」理学の姿ではないか。こうした「心」理学を、ワトソンは「行動主義」(behaviourism)と名付けた。

行動主義心理学では、観察や実験という、自然科学の営みに欠かせない方法も利用することが可能になる。観察者が、A氏を殴ってみる(一種の実験である)。A氏は顔を真っ赤にして殴り返す、という行動をとるかもしれない。あるいは、にこにこ笑っている、という行動も、突然泣き出す、という行動も、可能性としてはあるだろう。観察者は、「殴られる」という「刺激」(Stimulus)に対して、被験者がどのような行動をするか(反応＝Response)をつぶさに観察することで、A氏の「心理」を推定することができる。結局「他者の心」は、日常においても、人間が他人との間に、心理的なやりとりをしているのは、このような「刺激＝反応」(S-R)系のデータの集積結果以外にはないと言えるのではないか。

他者の意識

この論点は、デカルトが、人間一般に適用しようとした心身二元論の欠点を、正確に突いている。それと同時に、「他者の心」あるいは人間の「意識」一般について論じることの困難を示したものとして重要である。例えば、ある種の毒物によって、一切の運動系が麻痺する場合がある。瞬きもできない。そうした人が回復した後、語った経験談が残されている。周囲の人が「ああ、これはもう駄目だ」とか、「家族に死亡を知らせなければ」などと言っているのが、はっきりと聞こえている。つまり、当人の「意識」はあるのだが、それが外部には伝わらない（つまり、如何なる意味でもコミュニケーションがとれない）という、非常にもどかしい状態にあることが推定される話である。「他者の心」の有無を巡る困難の極限的な状況の一つであろう。

もっと恐ろしい話もある。ヨーロッパの歴史的習慣では、死者は石棺や金属、あるいはハードウッドで造られた棺に納めて封印され、土中に埋葬される。その際、必ず首を切り離してから、遺体を棺に納めて欲しいと遺言する人が、少なくなかったという。たまたま、何らかの理由で、埋葬された棺が暴かれて、蓋を外された際に、その裏側に、必死になって蓋を開けようとした爪痕などの痕跡が残されているのを見た人々が、その見聞を言い伝えたことが、こうした遺言が書かれる動機となったのだろう。この挿話は、意識の有無の客観的な判定が原理的にできない、という上の問題点と全面的に絡むわけではなく、（通常は医師による）死の判定の杜撰さの問題でもあるが、しかし、意識の有無の判定の不可能性と少なくとも一部は結びついている。

生きるに値する命

ここで私たちの話題は、漸く最初の論点、つまりあのやまゆり園事件に戻ってくる。他者との間のコミュニケーションが完全に途絶してしまった対象は、他者にとっては「死んだ」も同然と判断されるという点に、原理的な問題はない（かもしれない）ことは、以上の記述である程度明らかになったのではなかろうか。そうした対象は、「生きるに値しない」どころか、「生きてはいない」ことになりかねない事態である。もちろん、やまゆり園事件で殺された人々は、他者との間に「完全に」コミュニケーションが途絶していて、「意識が無い」と判断されたわけではない。コミュニケーションがとれるかとれないか、の判断も、杜撰な基準でしかなく、その点だけからも、容疑者の誤りは明白である。

しかし、「生きるに値する（しない）」という判断をもって、事に臨んでよいか、という問題は、まだ手つかずで残っている。生きるに値しない、と判断された人間は、生きる権利を失う、と見なされてよいか、と言い換えてもよいだろう。そして、この設問も、近代ヒューマニズムを信奉する私たちにとって、およそ疑問とは思えないとしても、人間の歴史においては、決して不当な設問ではなかったことも確かなのである。

そのことを論じる前に、容疑者が感じたであろう、犯行の動機となる心理を推測してみよう。彼がかつて介護をしていた相手のなかには、こんな人もいたに違いない。話しかけても何も言わず、毎日ただじっと寝ているだけ、排泄物は垂れ流し、親身に世話をしてあげても、お礼の言葉はおろか、そうした表情さえみせない、どころか、時には介護の手を払いのけたり、暴力的に抗ったりする、家族も施設に任せきりで、あまり面会にも来ない……。夜中に起きて、徘徊し、ときには施設の外に出ていってしまう（無論自力では帰ってくることはできない）。仕事とは言え、介護者にとっても迷惑としか言えないような行為ばかりである。こうした人間に、真っ当な存在理由があるのだろうか。動物だったら、とうの昔に死んでいなければならない存在が、社会的約束のなかで、他者の助けで、不当に生き伸びさせられていると言えないか。

恐らく、容疑者の心に巣くったのは、こうした思いではなかったか。誰からも、その存在を期待されず、自分自身でさえ、生きながらえることに喜びを感じることもないように見え、ただ、他人に迷惑をかけながら、無意味に生存している。そんな人間に生きていく価値があるのか。もう少し視点を変えた言い方をしてみれば、そんな人間が生き続けるために、社会や他者が、様々な負担を強いられることは正当なのか。

どんな命も平等に尊い、生きていることだけで、それなりに価値がある、という正論は、上のような疑念の前に、力を失うように見える。明らかに、人類の過去の歴史のなかには、そうした「正論」が正論でない時期や社会があった。「老いた」動物が生きられないように、

「老いた」人間が自然に抹殺されてしまうような仕組みを持つ人類社会は、決して珍しいものではなかった。

すでに第四章で、私たちは、第一次大戦直後のドイツに起こった、「生きるに値する命」を巡る議論に触れた。人間の命の（あるいは生物の命の）すべてが、無条件に等価値である、という正論は、確かに美しい。その上、もしこの正論から退いた瞬間に、直ちに、では「全ての命」のスペクトラムのどこに、「価値ある命」と「無価値な命」を区別する一線を引くか、という大難問が突きつけられる。この大難問に正面から向き合うのを避けるために、私たちは「正論」に逃げ込んで、一息つくのである。しかし、問題は投げ出されたままである。

命から繋がる「死」

そのような「正論」が正論でないような社会のあり方に、異を唱えたのは、一般的にみれば宗教であったと思われる。多くの宗教が、人間をなべて平等に捉える。既に見た仏教の教えでは、人間の命ばかりでなく、他の生き物の命も、人間の命と同じ価値を持つ、と教える。その前提に立って、宗教が、死後の世界に言及するのはゆえなきことではない。死の持つ意味を教え、あるいは老い行く人にも、その老いの意味を伝える、そうした行為のなかに、私たちは宗教の始まりを見るのではないか。死は単なる終わりではない。死そのものもまた、人生の意味を担っている。だから、一人の人間の死（それは単なる時間点ではなく、「老い」の過程を含む長い時間の経過であってよい）は、その人にとっての生の締めくくりとして、尊重されるべきだ。多くの宗教は、そう主張するが、この主張は、近代市民社会のヒューマニズムの主張、つまり個人の権利を土台にした主張よりは、普遍的な意味を持ちそうである。

コミュニケーションについて、興味深い話を聞いた。精神障碍を持ち、通常の言語によるコミュニケーションもままならない人が、外国人に出会って、周囲の人が自分たちの言葉が通じるかどうか、不安で戸惑うなかで、ごく自然に身体言語などを駆使して、豊かなコミュニケーションを実現することができた、というのである。言語という、人間にとって最も有効なコミュニケーションの手段が、却ってコミュニケーションの妨げになることもある、ということを教えてくれるエピソードではないか。

生きる意味についても、似たような話がある。治療不能の悪性の腫瘍に冒され、絶望の日々を送っていた患者があった。彼女は、毎日深夜になるとナースコールで看護師を呼んでは、「私はもうすぐ死ぬ、何とかしてくれないの」と無理を言うのを日課にしていた。看護師は、手の打ちようがない状態の上に、手の打ちようのない愚痴を聞かされるのにうんざりして、ナースコールに応じない場合も多くなった。我慢しなければならない時間も、そう長くはないだろう。それが看護師にとって僅かな慰めであった。ある晩、インターンの立場で当直した学生が、そのナースコールを受けた。その学生は、やはり同じ愚痴を聞かされた。その学生にも何をすればよいか、皆目判らなかった。学生は涙を流しながら、洗面器にお湯を汲んできて、その場で、そっと患者の足を洗い始めた。それは、ほとんど盲目的な行為であった。しかし、洗い終わって、涙声で、少しは気持ちがよくなりましたか、と訊ねた。患者は暫く黙っていたが、ぽつりと漏らした。「もう明日からナースコールは止《や》める」と。それから二週間ほどの後、彼女は静かに旅立っていった、という。

自らに迫る死だけに意識が集中し、いてもたってもいられなくなって、ナースコールのボタンに手が伸びる。そんな自分に、一面ではやり切れなさも感じていたかもしれない。ところが、そこに、暖かい湯で足を洗ってくれた他者がいた。その思いが、彼女の意識を自分の死から離れさせ、人間の繋がりの尊さにあらためて向かわせた、とでも考えればよいのだろうか。経験豊かな看護師たちにとって、その患者は多くの対象の一人に過ぎず、しかも今彼女のためにしてやれることは何も無い、ということを熟知しているからこそ、そのインターンの学生のような行動に出ることも、思いつくことがなかった、ということを思うと、人間の不思議さを改めて考えさせられる話である。因みに、医師はもっと早い時期から、彼女のベッドサイドに近寄らなくなっていた、という。それも判らないわけではない。医学者として、もはや何も彼女のためにしてやれることがない、そう判断したとき、患者と顔を合わすことさえ、面倒とは言わずとも、苦痛となる、それは十分理解できる。ただ付け加えれば、医学者としてはそうであっても、医療者としては、出来ることがまだあるかもしれない、ということも、その看護学生のエピソードは教えてくれる。

医療における「同情」

要はデカルトによって指摘された心身二元論の限界をどうやって超えるか、ということだろう。医療者は患者に過度に「同情」するのは危険である、しかし「共感」はもって欲しい。よく言われる言葉である。ここでの「同情」は、例えば英語の〈sympathy〉に、そして「共感」は〈compassion〉に相当するように見える。そう解して、何となく判ったようにも思われる。ただ、英語のこれら二つの単語は、すでに見たように、前者がギリシャ語源であり、後者がラテン語源であるだけで、本来は同じ意味である。使い方に違いがあるかもしれないと、試みに英英辞典を引いてみる。〈sympathy〉は、こう説明している。

The feeling of being sorry for people who are in bad situation, and understanding how they feel.

要するに「困った状況に置かれている人々に対して、気の毒という感情を持つこと、またその際彼らが感じていることを理解すること」と解説されている。他方〈compassion〉の方は、次のようになっている。

A strong feeling of sympathy for people who are suffering, and a desire to help them.

そして用例として次の文章が上がっている。

Many medical schools are trying to teach doctors to develop greater compassion for patients.

用語解説の方は、「苦しんでいる人々に強く同情の感情を持つこと、またそうした人々を助けたいと思うこと」であり、用例では、まさに医師への言及がある。つまり「多くの医学部では、医学生に、患者に対する共感を増進させるように尽くしている」というのだ。

つまり、医師に求められるのが「共感」と訳される〈compassion〉であることは、英語圏で確かなようである。しかし、その「共感」は、「同情」よりも、より強い意味があることと、「同情」と訳されている〈sympathy〉の方は、どちらかと言えば、一般的な意味であることが判る。先に引いた日本語の、医師は患者に同情はするな、共感せよ、という戒めも、本来そうした意味だったのだろうか。

しかし、日本語の戒めでは、患者に同情することは、患者の悲しみを自らの悲しみとする余り、医療や看護が適切に行えなくなることへの警戒が見て取れ、対する「共感」は、「少し距離を置いた同情」として提唱されているようにも思われる。上の英語の文例に表現されている論点は、むしろ患者への「強い同情」を医師が求められていると受け止められる。これも文化の違いだろうか。

いずれにしても、しかし、医療現場で、患者が「苦しんでいる」人である以上、医療側が患者の苦しみに「寄り添い」、「自らのもの」とはできないとしても、苦しみを「共にする」ことから医療が出発すべきであることは、誰にも異論はないだろう。

デカルト的な議論からすれば、そうした「共感」は、欺瞞に過ぎないかもしれないが、人間の世界では、その欺瞞が真実として生きていることもまた、明らかと言うべきなのではないか。まさしく、そこに科学としての「医学」と、それを越える概念としての「医療」との違いも生じると考えるべきだろう。

やまゆり園事件の容疑者に、こうした慮《おもんぱか》りが少しでもあったら、あの悲劇は起こらなかったのでは、という思いが残る。

終章
ささやかな、ささやかな提案

色々と書いてきたが、あらたに書き加えるべきなのは、先進圏では、安楽死やＰＡＤ（医師による自殺幇助）に関して、事態がさらに進んでいること、また、主としてこれまで高齢者に関して問題点を集中してきたが、実は新生児に関しても、類似の、そして、ある意味ではより深刻な問題が生まれていること、この二点について、幾分か考察しておくことから始めたい。

医療側から

第一の点で、注目すべきはイギリスで起きた（あるいは起きつつある）事件である。実はこの事例は、第二の問題にも関わっているが、ここでは、第一の点に絞って考えてみよう。二〇一六（平成二十八）年に生まれたチャーリーと称する新生児は、ミトコンドリアＤＮＡ枯渇症候群と診断された。この疾患は、遺伝性（劣性遺伝）のもので、ミトコンドリアＤＮＡの機能が先天的に欠損しており、それが生成する物質が体内に補給されないために、全身の様々な臓器で不全が生じる。そうした不全は基本的には致死性のものと判断されている。チャーリーを扱った病院では、現在ある程度有効と認められているあらゆる治療法を尽くした上で、もはやなすべきことはなくなったとして、生命維持装置のプラグ・オフを両親に提案した。これに対して、両親ははっきりと拒否したのである。

カレン事件と比較して、ここでは事態が全く逆転していることに注目したい。つまり、チャーリー事件では、医療チーム側がプラグ・オフを提起し、両親が反対しているのである。病院はこれを裁判に持ち込んだ（この点もカレン事件と対照的である）。結局事件は欧州人権裁判所の案件となった。この裁判所は、一九五九（昭和三十四）年にフランスのストラスブールに設立されたが、その後欧州評議会などの介入もあって、国際司法裁判所との分業が成立、「国際」が、国同士の間の問題を扱うのを原則としているのに対して、「欧州」は、個人が当事者になることを認めているユニークな裁判組織である。その裁決の結果は、病院側の提案を認めること、さらに、当該の病児を他国へ移すことを禁じる、という二点であった。

この二点目には、解説が必要だろう。病院側が、今医学的合理性に基づいてなすべきことはすべてし尽くした、と主張するのに対して、両親は、アメリカのさる医師が開発したと称する新しい方法は試されていない、とし、アメリカに渡ってその治療法を受けるのに必要な資金を寄付で賄おうと、寄付を呼びかけた結果、日本円にして二億に近い資金が集まったのである。イギリスの医療側は、両親が頼ろうとしている「新治療法」なるものは、歯に衣着せずに言えば、詐欺に近いもので、試みるに値しない、という判断をしており、前述の欧州人権裁判所の決定も、この判断を踏襲するものであった。

ここで起こっている問題は、一般化すれば、今日の日本社会でも、広く見られる性格のものである。特に癌の治療に関しては、現代の医学が合理的な根拠があると判断する限界の外に、多くの「治療法」が主張され、とりわけウェブ・サイトには、そうしたいわゆる代替医療の情報が溢れている。厄介なのは、それらの効果を全面的に否定することが難しい、というところにある。

実際、合理的医学の範囲のなかで、医薬品の承認に関する手続きを考えてみれば、この点は判る。いわゆる治療臨床試験では、二重盲検法が必須な手続きとされているが、これは、試験中の物質を投与されるグループと、偽薬（プラシーボ）を与えられるグループ（対照群）とをきちんと区別すること、そして投与される側はもちろん、投与することで直接試験に関わる医師も、どちらも、自分の扱っている物質が、試験中のものか偽薬かは、知らされていない、という形で進められる手続きを指している。なお偽薬としては、全く無害な物質か、当該の症状に対して現在標準的に採用されている治療薬が利用される。このような方法をとる理由は、関係者が実際の投与物質を知らされている場合に起こり得る、心理的要素が治療効果に与える影響を、可能な限り減らすことにある。つまり、合理性を追求する現代の医学においても、個人の心理的要素が治療の結果を左右することがある、という点は認めているのである。さらに、「個人」が持つ生体としてのユニークさが、しかるべき処置に対して、プラスにせよ、マイナスにせよ、思わぬ結果と結び付くことを、全面的に否定することもできない。こうした理由から、医師は、患者が代替医療を申し出たとき、過大な期待を持つことを戒めはするが、頭ごなしに無駄だと決めつけることはしないのが普通である。そのような状況を考えると、チャーリー君の場合に、イギリスの病院側がとった態度からすれば、問題のアメリカの医師が発案したと称する「治療法」は、よほど無意味なものと考えられているのだろう。

いずれにしても、かつて、両親が、本人の長引く苦しみを見るに忍びない、という理由にせよ、あるいは、両親や身内の側の積み重なる心身の負担に耐えかねた、という理由にせよ、恐らくは、この二つの理由を両極とする、複雑・多様な心理的葛藤の結果として、医療側に治療の差し止め（withdraw）や、差し控え（withhold）を求める例が多かったのに対して、最近では（特に先進圏では）、むしろ医療側がこうした行動に出るケースが目立つようになったことは、注目すべきことである。

特にアメリカでは、オバマ・ケアが公的な医療保険制度の充実を目指して、その是正を図ったとは言え、日本のような「皆保険」制度にはほど遠い状態であり、一般の人々が頼りにする個人加入の医療保険制度では、受けられる治療の幅が銘記されているのが普通で、その限界以上の治療行為を患者側が要求すれば、莫大な費用負担を覚悟するか、転院するほかはない、という事情があり、医療側も、あまり心理的負担なく、その治療はできない、とか、時間的限界が来たからこれで今の治療は終了する、と宣言できる環境が整っている、という事情があることも無視できない。

言い換えれば、欧米では、経済的理由で、受けるべき医療の質に差が生じることを、当然のこととして受け入れる基礎があると考えられる。

「資源の空費」を口にできない日本

これに比べると日本では、事態はおよそ違っている。恐らくそれは、日本社会が「皆保険」という、恵まれた制度の恩恵に慣れ、そこからの後退を著しく恐れている結果であろう。一例を挙げよう。某大学付属病院では、ある患者に挿管栄養を始めてすでに三十年以上が経過している。一旦始めてしまった措置を〈withdraw〉することが、日本社会ではどれほど困難か、を示す好例だろう。先進圏でしばしば聞かれる〈waste of money〉あるいは、もう少し婉曲な〈waste of resource〉、すなわち「お金の無駄遣い」あるいは「資源の空費」という言葉は、日本の医療現場では、建前としては絶対に存在しないことになっている。もし医師が、この言葉を使ったら、集中砲火を浴びて社会的に抹殺されるだろう。

しかし、他方で、私たちは、ヒトの命と経済とを天秤にかけて、経済を優先するという行為を、堂々と法律で認めていることは、しばしば忘れ去られている。すでに言及したことだが、母体保護法がそれである。二十二週未満の胎児の命を合法的に絶つことを許しているこの法律では、それが許される条件の一つに、(胎児の)命の存続が、母体に経済的な困難をもたらす場合であると、銘記している。現在新生児出産数は年間百万件弱、それに対して届け出られる中絶事例の数は年間ほぼ三十万件、そのうちの相当数が、この経済的理由に依存しているのである。胎児の「命」は、「ヒト」の命ではない。法律的にはその通りだろう。しかし。生命倫理学者の多くが、あれほど論難するES細胞の樹立は、母体に定着する前、まだ一週間ほどの胚、発生を始めたばかりの、冷凍保存胚が材料とされる。ES細胞樹立のために、年間数千のそうした胚の命を絶つことと、母体に定着し、そこで生育し百五十日近く経って、しかるべき姿を整えつつある数十万の胚の命を、経済的理由から抹殺してよいと考えることとの間のインバランスは、どう考えても偏頗に過ぎるのではないだろうか。

新生児のトリアージュ

これまでに言及してこなかった、もう一つの考えるべき点は、問題を持つ新生児の救命という問題である。医療において、誰を救い、誰を見捨てるか、は戦場や、災害時にはトリアージュ（戦陣・災害時などで、「治療必須、中間、治療しない」の三段階に区分する。「治療しない」対象は軽傷である場合もあるが、救命が「無駄」と看做される場合もある）という形で実施される。ここで問題にするのは、出産時における新生児の一種のトリアージュとも言える問題である。例えばアメリカでは、二十四週未満の早産による新生児、あるいは出生時五百グラム以下の超低出生体重児（両者を総称して、普通の言い方に従って、今後は「超未熟児」と呼ぶことにしよう）は、原則として救命措置を施さない（蘇生させない）、と定めているところが多い。すでに見たように、日本では、中絶可能な胎児を二十二週未満と定めており、例えば二十三週の超未熟児は、アメリカでは多くの場合、出産時に命があっても、「死産」として扱われるが、日本では直ちにＮＩＣＵ（Neonatal Intensive Care Unit の略語で、新生児のために特別に設計された集中治療室のこと）扱いとなる、という点だけでも大きな差が生じることになる。しかも、現在そうした超未熟児の救命技術は、驚くべき進歩を遂げており、例えば、体重が五百グラム程度の小さな赤ちゃんの、大人の指先程度の心臓でも、問題があれば手術も辞さないし、その手術が成功する確率も決して低くないほどに、技術は進歩しているという。一般的に見ても、超未熟児の生存率は、目覚ましいほど右肩上がりで上昇している。付け加えれば、超未熟児でなくとも、新生児で、先天的、あるいは胎内での問題から、重度な障碍を抱えている事例も少なくない。そうした場合も、ＮＩＣＵでの手厚い治療と看護で、救命される可能性は、日増しに高まっていると言える。したがって、当然のことながら、通常の倫理観、あるいはヒューマニズムの原則から言えば、日本の方が遙かに優れている、と誰しも思うだろう。

実際NICUに関わる医師や看護師にとって、この世に生まれ出ながら、放置すれば確実に死に至るはずの小さな命を、自分たちの手で救い得た、というときほど、充実感を感じる時はないだろう。また世間も、そうした事例がメディアで報告されれば、一種の美談として受け取り、感動し、医術の進歩を喜び、信頼感を深めるだろう。良いことずくめのようだが、話はそう簡単ではない。

簡単ではない点のなかでの、簡単な方から考えてみよう。ここでも広い意味での「経済」の問題である。日本ではNICUの入院費は、一ヶ月でほぼ一千万円だという。一年では、一億二千万円ということになる。NICUの世話になるような新生児の場合、一年どころではなく、相当期間、ときには成人になるまで、一般病棟と交代しながらにせよ、入院継続を余儀なくされる事例さえ少なくない。かかる費用という点で、これに比べれば、社会問題化した例の抗癌剤ニヴォルマブ（オブジーボ）の高額薬価などは、小さい話になってしまう。

話はずれるが、このように誕生から長期にわたる問題を抱えた子供の患者は、従来からの専門分けから言えば、取りあえずは産科の扱いであり、周産期医療が受け持つことになるが、年齢が進めば産科にいるわけにはいかず、小児科の受け持ちになるだろう。そして成人近くになれば小児科にもいられれず、一般内科へと移るという形にならざるを得ない。しかし、それでは治療の継続性という点で、多くの問題が生じる可能性が生まれる。この欠陥を補い、出産時（場合に依っては出産前から）以降、成人に至るまで、継続した医療を施すという目的で造られたのが国立成育医療センターである。

話を戻すと、治療費の高額さを離れても、それだけの長期間、どこかの病棟のベッドが、一人の患者によって占有されることにもなる点も、無視できない事態なのだ。

問題はさらにその先にもある。こうした事例の場合、仮に成人になるまで生存し得たとしても、それで通常の生活ができるようになることはむしろ稀である。多くの事例では、成人になる頃から、様々な臓器に不全が生まれてくる。このようなＮＩＣＵ依存患者の平均余命のデータを、私は不勉強で正確には知らないが、常識から考えて、かなり低いであろうことは推測できる。

さらに、このような患者を抱えた両親には、一方で無限の愛情の発露としての満足と充実感、喜びがあるとしても、他方で、心理的、経済的負担の大きさは、想像に絶するものがある。現実には、父親が、離婚という形で、あるいは、身を隠すというような形で、現場から逃亡するという事例も跡を絶たない。そうした父親の卑怯を論難するのは簡単だが、そこに至る歴史の重みは当事者でなければ実感はできないだろう。しかも「母子家庭」になった時の親子の労苦は、何とも言いようがない。実際自殺者を出すことさえある。逆に、母子家庭になれば生活保護が受けられ易くなり、生活保護家庭の医療費は全額免除されるという利点を利用して、偽装離婚に踏み切る事例さえあるという。

つまり、一人の、放置すれば確実に死にいたるであろう命を救うことが、その後に耐えきれないほどの物心両面にわたる苦しみを、複数の人間に負わせる、ということを、近代ヒューマニズムの倫理は、どう解いてくれるのか。

もちろん、差し当たって、福祉システムを、こうした事例に適した形で新たに作り上げる、それも緊急に実行する、ということが求められる。現在の社会システムの多くが、事態の進展に追いついていないことを、本書では繰り返し指摘してきたが、この場面は、そういう点で、最も判りやすいかもしれない。厚生労働省が、迅速に、この方向に歩を進めることを、ここに切に願っておく。

しかし、残念ながら、そのような社会システムの有効性も、他の場合と同じように、限定的で、ある意味では弥縫策以上には出ないであろうことも、容易に予測できる。何故なら、問われているのは、近代市民社会の倫理の根源であるヒューマニズムそのものだからだ。

ささやかな解決案

ここに提起された難問に、本書で提案しようとする解決は、まことに控えめなもので、とても解決などと言えたものではないだろう。しかし、私の力量では、これ以上のものに至る道を見いだすことができないことを告白する。

それは、永年にわたる私の持論でもあるが、本書で提起した問題点に適用すれば、倫理の「大きな物語」を諦めよう、という提案である。別の言い方をすれば、倫理における「唯一解」あるいは「一般解」を求めることを諦めよう、ということになる。

かつて哲学の一般論として、ある国際学会で、この提案をしたとき、欧米系の学者からの反論は激しかった。お前は日本人だから、そんなことが言えるのだ、という発言さえあった。自分たちにとって、神の前に真理は一つ、あるいは神を無視しても、唯一解を諦めることは、知的敗北、あるいは知的オブスキュランティズムにほかならない、とする姿勢を堅持したい、という彼らの特性は判らないわけではない。またたしかに、そうした反論を受ける理由がないわけでもない。

ロトフィ・ザデーが、真理値を〈1、0〉ではなく、〈1、0〉の間の連続値にするという、「曖昧論理」(fuzzy logic)を提唱した際、欧米の主流は見向きもしなかったのに、ザデーの提唱を受けた学会が生まれた当初、会員の八〇パーセントは日本人であった、という事実がある。日本の白物家電は一時「ファジー」という惹句で宣伝していたこともある。本田財団がザデーを国際本田賞の受賞者に選んだ際、彼は授賞式の講演で、自分の立論は日本の研究者によって育てられた、と深甚の謝意を述べたのであった。黒白のどちらかに決着をつけなければならない、という発想への緩やかな疑問は、確かに日本社会の底流にあるかもしれない。黒川紀章は「利休ねず」をもって自分の美学の基本とした。黒でもなく、白でもなく、ねずみ色でさえなく、やや緑の色合いさえも混えた、不思議な「中間色」である。

しかし、その後繰り返し我が身を振り返ってもみたが、私の提案は、日本人という出自と、本質的に関わっているようには思えない。むしろ、西欧近代のヒューマニズムから、ほとんど必然的に導かれる、その「系」(corollary)とさえ言えるものであるように思う。

ヒューマニズムのなかに含まれる倫理的価値、例えば人権、自立性(自己責任)、尊厳、生命、自由、平等などは、それぞれ大切な価値には違いない。そして確かに、ヨーロッパに近代市民社会が到来したときに、そうした価値を、すべての人間に「普遍的」な価値と見なせるような哲学、あるいは倫理学の構築に、非常な努力を払って、成功したかに見えた。例えば、ロックは、「自然状態」という概念を提出することで、取りあえず神の前に不変、平等な倫理的基準を認定できた、と考えた。もっとも、それで解決できない問題は、市民が一時的に権限を委託した立法府に判断を委ね、かつ、それは最終判定者(つまり神)への訴求が可能であるとすることで、解決し得たと考えた。立法府が、その役割を果たさないと市民が判断したときには、立法府を変える権限が彼らにはあるとも見なされた。

カントは、人間理性を根拠に、仮言的ではなく、つまり条件文に付属する価値言明ではなく、定言的な倫理基準を提案し得た、と考えた。

しかし、すでに本書の記述で明らかなように、近代市民社会の倫理的価値、あるいは「人間の一般的な基準」として挙げられるものを、一律に並行して主張しようとすれば、決定的な矛盾が生じることは、誰の目にも明らかであろう。そのことを、医療の側面から、多少ともつぶさに見てきたのが本書である。

ベターな解

そこで、「唯一解」あるいは「普遍解」あるいは〈best solution〉を求めることを諦める、という原則を立てたとしよう。それはどのように働くのだろうか。ある状況下に、人間はある判断をしなければならない。その際に適用される判断基準のなかに、上に挙げたようなヒューマニズムの諸価値があるのは、自然なことだろう。ただ、そこで何かに決定的な優先権を与えた瞬間に、解決し難いジレンマが生じる。とすれば、一つの解を導いたとしても、それが決定的な解だとはせず、常に「もっと他のようである」かもしれない、という可能性に眼を配ること、これを信条にしてみては、というのが私の提案なのである。

これは一見、倫理学で言う「状況倫理」（situational ethics）に似ている。簡単に要約すれば、状況倫理とは、倫理的判断の良否は、その行為が行われた状況に依存してしか、決定できない、とする考え方を指す。つまり倫理問題は常に「仮言的」な形をとる、と見なす立場を言う。確かに、私の提案も、ことの結果だけから見れば、同じようなことになるかもしれない。しかし、基本的には、それは、状況倫理とは別物である。状況倫理では、しかるべき状況下という条件を前提にしたとき、ある解が〈best〉である、と考えることにおいては、「唯一解を諦める」ことと等しくはならないからである。

アメリカの詩人ロバート・フロストに〈The road not taken〉という作品がある。この詩では、「人々に選ばれなかった道」を自分は辿った、という、ある意味では自己の過去を誇りとする詩であるが、私はこの表現を次のように読み替えてみることを勧めている。つまり、「自分が選んだものではない道」（日本語になくて、英語にはある表現〈alternative〉がそれに当たる）をいつも考慮から外さずに行動する、という意味にとってみてはどうだろうか。

政治的特区制度

現代の日本社会で、ここ何年か、面白い制度上の実験が行われてきた。特区制度がそれである。一般の法律やルール、習慣では、容認されていないような状況を、ある特定の区域のなかで、実験的に実現してみよう、という制度である。この制度の背景には、私の提案である唯一解を諦める、という発想が存在するように思えてならない。一般には認められていないことを、試しにやってみる、うまくいけば、一般の方を変える可能性が出てくる。つまりその方が「ベター」だったことになる。そうでなくとも、ある特定の状況下には、一般、普遍と信じられていることが、必ずしもベストではない、ということの理解が深まることにもなろう。

このような実験の繰り返しは、これも今までの通念では、避けるべきことだということになってきた。「社会実験」は、影響が大きすぎるから、よほどの確信のある問題でない限り、なすべきではない、と考えられたからである。結局、そのような社会実験は、歴史という形でしか存在しない。それが一般的・普遍的な諒解であった。

しかし、現代において、様々な要素の変化を支える時間は、短くなるばかりである。変化の時間についての微係数が極度に大きくなっている、と言い換えてもよい。そうしたなかで、過去に選ばれた道が、最善のものであると見なし得る時間も、決して長くはないことにもなろう。そうだとすれば、われわれの生きる時間・空間のなかに、異質の特性を備えた時空を実験的に造ってみることは、極めて重要な作業であると信じる。そのために、「常にオルターナティヴを探しながら」という戦略は、非常に有効であるはずである。

具体的に

具体的な事例で考えてみよう。今の日本社会の一般的な時間・空間のなかでは、医療資源の空費という概念を持ち出すことは、明らかに不可能である。しかし前に見たように、胎児について、経済原則をその生命よりも優先させる場合を認めていることに気付けば、われわれの社会のなかの限定された時空において、医療一般の現場で、経済原理を生命に優先させる可能性を認める、という実験を試みることは、それほど不都合なことではないかもしれない。勿論、それを「ベスト」とはしない、という前提は厳然と保持されつつ、である。ただ一つ、絶対的に必要な前提は、繰り返しておこう。根底に「愛」を置くこと。

ヨーロッパで、自殺や安楽死が合法化されている地域に、それが許されていない地域からの移住者が続いているように、そうした「解」をベターと考える人々を惹きつけるという現象が起こるかも知れない。ある意味では、アメリカ合衆国では、まさしくそれが起こっている。前述のように、オレゴン、ヴァーモント、ワシントン、ニューメキシコ、モンタナの五州では、医師の自殺幇助（ＰＡＤ）が合法化されていて、医師の介助で自殺をしようとする人々が、他州から流入するという現象が起きている。これらの州は、アメリカ合衆国における、この問題での「特区」なのである。

多様性

ここまでくると、辿り着いた先は、極めて陳腐な、今の日本社会でも、さんざん言われ続けてきた「多様性」という一言で表現できるものではないか。

あるいはそうかもしれない。そう言ってもよいかもしれない。われわれは、どこまで「多様」でいられるか。

ただ、その一言へ収斂するための道筋は、これまでに辿ってきたような経過が必要であったとも言える。

もう一度言おう。判断の断崖に立たされたときに、〈best〉を探そうとするのではなく、〈better〉を探すことで満足する。そうであれば、常に〈more better〉な（破格の英語だが）選択肢の可能性に向けて、自らが拓かれている状態を作り出すことができる。そんな風に考えている。

提出された問題の大きさに比して、ここでの「解」のあまりにもささやかであることに、読者は失望されたかもしれない。自分自身、そう思うのでもある。ただ、問題は、ある意味では始まったばかりである。

私たちの法律や社会習慣も含めた社会制度が、現実の事態に追いつかなければならないのと同様に、私たちの意識自体も、変わらなければならない。捨てるべきものを捨て、守るべきものを守る勇気と、その両者を見分けるだけの叡智とを、と祈るとき、その祈りを実現するための小さな一歩でも記すことができたのなら、著者としてこれにまさる喜びはない。

あとがき

我ながら、厄介な問題に取り組んだと思う。どうしても、自分のなかで、このテーマを取り上げなければならない、と思い定めたのは、やはり、自分の老いと、それに輪をかけた厄介な病いの発覚とであった。通常の嗜みを破って、自分の家にまつわる病いと死の歴史をさらけ出したのも、このテーマを扱うことへの躊躇《ためら》いや「しんどさ」を乗り越えるための、自分への励ましめいた思惑からだった。

もともと、私は、他人の命を奪うことだけは、どんなことがあっても絶対にすまい、と心に決めて生きてきた人間である。幸いに、徴兵制度に出会うには、少し遅すぎた人間であるが、戦争にかり出されていたら、「良心的兵役拒否」のような確固とした信念を貫く立場よりは、矛盾するようだが、臆病さも手伝って、一発も小銃も撃たないまま、真っ先に自分が死んでしまうような兵士であっただろう、と思っている。家庭生活においても、新しく宿った生命を絶つような立場に置かれずに済んできた。

今八十歳を遙かに超えて、「殺す」ことだけは免れたことを、感謝しているが、翻って、もし当初の漠然とした希望が実現して、医師の途を歩んでいたら、自分の力の足りなさで、他人の命を救えなかった、という事例に多数出会わざるを得なかったばかりではなく、「殺す」という行為を絶対に拒否し続けることができたとは思えない、という思いに駆られるのである。

当たり前のことだが、社会のなかでの一人の人間の役割からくる義務と、個人の倫理観に基づく行為の幅との間には、常に厳しいギャップがあり、人は、何ほどか妥協して、そこで辻褄合わせをするか、社会的な糾弾を浴び、場合によっては処刑されるか（イエスをはじめ、実例には事欠かない）、個人の倫理観を捨ててしまうか、幾つかの選択を迫られる。

本書で扱ったテーマも最終的には、最も厳しい形での選択が迫られるような性格のものだが、現実に起こりつつある社会的に重要な問題に、背を向けて目をつぶるわけにもいかない上に、自分の倫理観だけで結論を導いたところで、問題がすっきり解決されるわけでもない。

言い訳めくが、終章で辿り着いた結論の、あまりの「ささやかさ」に、失望される読者が多いであろうことは、著者である私にも判っているし、日本における胎児の中絶に批判的でありながら、医師による「命の選別」や、医療経済的な配慮、あるいは自死、安楽死などに向かう姿勢の肯定的なニュアンスに、矛盾を指摘されるであろうことも自覚している。

ただ、私が、どうしても訴えたかったことは、日本社会に特徴的な「曖昧さ」（それが全面的に悪いとは思わないが）で、議論を交わさずに、暗々裏の処理で済ませているだけでは、すまなくなってきている、という認識であり、この問題にいずれは立ち向かわなければならない、という覚悟だけは、現代日本社会に必要なのではないか、という点である。

その意だけは体して戴くよう、読者の寛容にすがるのみである。

最後に、出版事情の厳しいなか、いつもながら刊行を許される新曜社と、編集に熱い情熱を注いでくださる渦岡謙一さんに深い感謝を捧げる。

多事だった平成二十九年の終わりに

著者

ら　行

わ　行

は 行

ま 行

や 行

な　行

た　行

さ　行

か　行

事項索引

ら　行

わ　行

人名索引

著者紹介

村上陽一郎（むらかみ　よういちろう）

1936（昭和11）年東京に生まれる。東京大学教養学部、同大学院で、科学史・科学哲学を学ぶ。上智大学理工学部、東京大学教養学部、同先端科学技術研究センター、国際基督教大学教養学部、東京理科大学で常勤職を務め、東洋英和女学院大学学長を経て、東京大学・国際基督教大学名誉教授、広島市立大学名誉博士。
著書：科学論・安全学関係では『西欧近代科学』『近代科学と聖俗革命』（以上、新曜社）、『近代科学を超えて』『科学史の逆遠近法』（以上、講談社学術文庫）、『ペスト大流行』（岩波新書）、『歴史としての科学』（筑摩書房）、『科学者とは何か』（新潮選書）、『安全学』（青土社）、『安全と安心の科学』（集英社）など多数。また医療論関係では、『生と死への眼差し』（青土社）、『医療』（読売新聞社）、『生命を語る視座』（NTT 出版）などがある。

新曜社

〈死〉の臨床学
超高齢社会における「生と死」

初版第1刷発行　2018年3月12日

著　者　村上陽一郎
発行者　塩浦　暲
発行所　株式会社　新曜社
〒101-0051 東京都千代田区神田神保町3-9
電話（03）3264-4973（代）・FAX（03）3239-2958
e-mail　info@shin-yo-sha.co.jp
URL　http://www.shin-yo-sha.co.jp/
印刷所　星野精版印刷
製本所　イマキ製本所

ISBN978-4-7885-1561-1 C1010

好評関連書

柿原泰・加藤茂生・川田勝 編／村上陽一郎ほか著
村上陽一郎の科学論 批判と応答
「聖俗革命」「逆遠近法」などの概念で科学史・科学哲学に新風を吹き込んだ村上科学論。
気鋭の論客によるその評価をめぐる批判と、村上による学問的自伝をからめた真摯な応答。
四六判436頁
本体3900円

村上陽一郎 著
西欧近代科学 その自然観の歴史と構造〈新版〉
近代科学の歩みとそれを支えてきた「知」の構造を統一的に描き出し、「科学＝西欧の
思想と文化」の根底にあるものを明らかにした科学史への最良の道案内。増補新版。（品切）
四六判320頁
本体2400円

井山弘幸 著
パラドックスの科学論 科学的推論と発見はいかになされるか
「パラドックス」というレンズを通して、科学的思考の現場にせまる一級の科学読み物。
四六判334頁
本体2800円

井山弘幸・金森修 著〈ワードマップ〉
現代科学論 科学をとらえ直そう
近代科学の本質を根底から問いなおし、原発など科学の進歩が内包する問題群を検証。
四六判274頁
本体2200円

ピーター・バーク 著／井山弘幸・城戸淳 訳
知識の社会史 知と情報はいかにして商品化したか
人類が知識と情報を発見し、分類し、管理し、商品化してきた歴史を雄大な構想で展望。
四六判410頁
本体3400円

ピーター・バーク 著／井山弘幸 訳
知識の社会史2 百科全書からウィキペディアまで
知はいかに社会制度となり資本主義世界に取り入れられたか。好評1巻の完結編。
四六判536頁
本体4800円

（表示価格は税抜き）

新曜社